Hefte zur Unfallheilkunde

Zuletzt erschienen:

Heft 82: Zur Entstehung des „neurogen" ausgelösten akuten Lungenödems und der akuten Magen-Darm-Blutungen. Von Priv.-Doz. Dr. W. BISCHOF, Neurochirurgische Klinik der Universität Köln (Direktor: Prof. Dr. W. TÖNNIS). Mit 19 Abbildungen. VI, 62 Seiten Gr.-8°. 1965. DM 18,80

Heft 83: Derzeitige Grenzen bei der planmäßigen Versorgung schwerer Handverletzungen. Von Dozent Dr. G. ZRUBECKY, Oststadt-Klinik Mannheim. Mit 15 Abbildungen. VI, 38 Seiten Gr.-8°. 1965. DM 15,—

Heft 84: Der Chirurg und das Schädeltrauma. Von Priv.-Doz. Dr. A. ISFORT, Chirurgische Klinik und Poliklinik der Universität Münster/Westf. (Direktor: Prof. Dr. P. SUNDER-PLASSMANN). Mit 47 Abbildungen. IV, 128 Seiten Gr.-8°. 1965. DM 38,—

Heft 85: Untersuchungen zur Mechanik der Beckenfrakturen und -luxationen. Von Professor Dr. G. E. VOIGT, Vorstand des Institutes für Gerichtliche Medizin der Universität Lund/Schweden. Mit 32 Abbildungen. IV, 92 Seiten Gr.-8°. 1965. DM 28,80

Heft 86: Die Gelenkdenervation und ihre anatomischen Grundlagen. Ein neues Behandlungsprinzip in der Handchirurgie. Zur Behandlung der Spätstadien der Lunatummalacie und Navicularepseudarthrose. Von Priv.-Doz. Dr. A. WILHELM, Chirurgische Universitätsklinik Würzburg (Direktor: Prof. Dr. W. WACHSMUTH). Mit 25 Abbildungen. VI, 109 Seiten Gr.-8°. 1966. DM 29,40

Heft 87: Verhandlungen der Deutschen Gesellschaft für Unfallheilkunde, Versicherungs-, Versorgungs- und Verkehrsmedizin e. V. XXIX. Tagung vom 31. 5. bis 3. 6. 1965 in Stuttgart. Im Auftrage des Vorstandes herausgegeben von Prof. Dr. J. REHN, Bochum. Mit 87 Abbildungen im Text. XVI, 290 Seiten Gr.-8°. 1966. DM 58,60

Heft 88: Thrombotische Verschlüsse im Stromgebiet der Arteria Carotis nach stumpfen Schädel-Hals-Traumen. Von Dr. H. J. FÖDISCH und Prof. Dr. K. KLOSS, Pathologisch-Anatomisches Institut (Vorstand: Prof. Dr. F. J. LANG) und Chirurgische Klinik (Vorstand: Prof. Dr. P. HUBER) der Universität Innsbruck. Mit 16 Abbildungen. IV, 48 Seiten Gr.-8°. 1966. DM 16,—

Heft 89: Verhandlungen der Österreichischen Gesellschaft für Unfallchirurgie. 1. Tagung am 16. und 17. 10. 1965 in Salzburg. Im Auftrage des Vorstandes herausgegeben vom Sekretär der Gesellschaft Dr. E. JONASCH, Wien. Mit 38 Abbildungen im Text. VIII, 155 Seiten Gr.-8°. 1966. DM 39,60

Die Abonnenten der „Monatsschrift für Unfallheilkunde" erhalten die „Hefte zur Unfallheilkunde" zu einem gegenüber dem Ladenpreis um 20 v. H. ermäßigten Vorzugspreis.

HEFTE ZUR UNFALLHEILKUNDE

BEIHEFTE ZUR MONATSSCHRIFT FÜR UNFALLHEILKUNDE
VERSICHERUNGS-, VERSORGUNGS- UND VERKEHRSMEDIZIN

HERAUSGEGEBEN VON PROFESSOR DR. H. BÜRKLE DE LA CAMP

HEFT 90

ERKENNUNG UND BEURTEILUNG DER MENISKUSVERLETZUNG DES KNIEGELENKES DURCH DAS GEWÖHNLICHE RÖNTGENBILD

VON

DR. E. JONASCH

AUS DEM UNFALLKRANKENHAUS WIEN XX DER AUVA

AUSWERTUNG UND DOKUMENTATION TRAUMATISCHER WIRBELSÄULENSCHÄDEN

VON

DR. O. KONECZNY

AUS DEM KRANKENHAUS BAD HERSFELD,
CHIRURGISCHE ABTEILUNG (DR. W. STENGEL)

MIT 105 ABBILDUNGEN

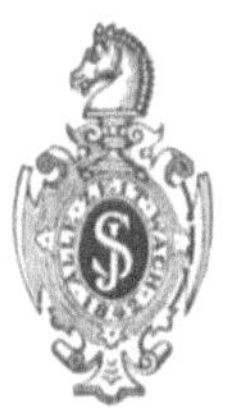

1967

Springer-Verlag Berlin Heidelberg GmbH

HEFTE ZUR UNFALLHEILKUNDE
Herausgegeben von Professor Dr. H. Bürkle de la Camp
7801 Dottingen über Freiburg/Br.

ISBN 978-3-662-34904-5   ISBN 978-3-662-35238-0 (eBook)
DOI 10.1007/978-3-662-35238-0

Library of Congress Catalog Card Number: 67 – 210 78

Titel-Nr.: 5973

Inhaltsverzeichnis

Erkennung und Beurteilung der Meniskusverletzung des Kniegelenkes durch das gewöhnliche Röntgenbild. Von E. JONASCH. Mit 59 Abbildungen.

Seite

Vorwort 1
Vorbemerkung 1
Einleitung 2
Raubersche Zeichen 4
Röntgentechnik 5
Technik der Meniskusoperation 6
Formen des Meniskusrisses 7

Innerer Meniskus

Formen der röntgenologisch sichtbaren Veränderungen nach einer Verletzung
des inneren Meniskus 8
  1. Konsolenbildung — Raubersches Zeichen 8
  2. Verdichtung der Kortikalis 11
  3. Aufhellung 12
  4. Konsolenbildung und Verdichtung der Kortikalis 13
  5. Konsolenbildung und Aufhellung 13
  6. Verdichtung der Kortikalis und Aufhellung 14
  7. Konsolenbildung mit Verdichtung der Kortikalis und gleichzeitiger Aufhellung 14
Differentialdiagnose: Röntgenologische Veränderungen an beiden Kniegelenken 15
Untersuchungsergebnisse von 895 operierten Rissen des inneren Meniskus
Alter der Verletzten 16
Angeschuldigte Unfallursache 17
Dauer der angegebenen Beschwerden 18
Form des Meniskusrisses 20
Röntgenologisch sichtbare Veränderungen 20
Dauer der Ausbildung der Veränderungen 21
Häufigkeit der Veränderungen 23
Veränderungen bei Jugendlichen 23
Wann kann das gewöhnliche Röntgenbild nicht zur Diagnose einer Verletzung des inneren Meniskus verwendet werden? 24
Einfluß der Meniskusrißform auf die Form der Veränderungen 24
Rückbildung der Veränderungen nach der Meniskusoperation 25

Äußerer Meniskus

Formen der röntgenologisch sichtbaren Veränderungen nach einer Verletzung
des äußeren Meniskus 26
Konsolenbildung 26
Untersuchungsergebnisse von 83 operierten Rissen des äußeren Meniskus
Alter der Verletzten 27
Angeschuldigte Unfallursache 27
Dauer der angegebenen Beschwerden 29
Dauer der Ausbildung der Veränderungen 29
Häufigkeit der Veränderungen 29
Rückbildung der Veränderungen nach der Meniskusoperation 29
Form des Meniskusrisses 30

Veränderungen im Röntgenbild bei Meniskuszysten 30

Begutachtung 31

Ursache der Veränderungen nach einer Meniskusverletzung 32

Literatur 32

Seite

Auswertung und Dokumentation traumatischer Wirbelsäulenschäden.
Von O. KONECZNY. Mit 46 Abb. 33

Methode

  1. Zeitangaben 34
  2. Berentung 35
  3. Lokalisation der Fraktur 35
  4. Höhenverminderung 35
  5. Lokalisation 35
  6. Subjektive Beschwerden 36
  7. Bandscheibenschaden 36
  8. Deformierungen 36
  9. Bewegungseinschränkung 36
  Berechnung mittels Elektronengehirn 37

Ergebnisse

  1. Anzahl der Fälle 38
  2. Mittelwerte 40
  3. Alter der Patienten 40
  4. Subjektive Beschwerden 42
  5. Dauer der Arbeitsunfähigkeit 43
  6. Böhler-Methode im Vergleich zur funktionellen Therapie nach MAGNUS .. 45
  7. Höhenverminderung der komprimierten Wirbelkörper 51
  8. Traumatische Bandscheibenschädigung 52
  9. Posttraumatische Wirbelsäulendeformierungen 56
 10. Art der Unfälle 57
 11. Bewegungseinschränkung der Wirbelsäule in Abhängigkeit zu unfall-
     unabhängigen Wirbelsäulenveränderungen 58
 12. Weitere Unfallfolgen 59
 13. Übersehene Wirbelsäulenfrakturen 61
 14. Berentung 62

Beispiele

  I: Keine Aufrichtung von Kompressionsfrakturen der oberen und mittleren
     BWS 63
 II: Exakte Röntgenuntersuchung der gesamten Wirbelsäule in Verdachts-
     fällen 64
III: Längere Ruhigstellung bei der funktionellen Therapie nach MAGNUS 65
 IV: Längere Ruhigstellung im Böhler-Gipskorsett 66
  V: Gutes funktionelles Ergebnis im Böhler-Gipskorsett 66
 VI: Gründliche klinische Untersuchung, in Verdachtsfällen Röntgenaufnah-
     men der gesamten Wirbelsäule 67
VII: Vorsicht bei der Aufrichtung von osteoporotischen Kompressionsfrakturen 68

Zusammenfassung 69

Literatur 70

Erkennung und Beurteilung der Meniskusverletzung des Kniegelenkes durch das gewöhnliche Röntgenbild

Dr. med. ERICH JONASCH

Facharzt für Unfallchirurgie

Oberarzt am Unfallkrankenhaus Wien XX der Allgemeinen Unfallversicherungsanstalt

Mit 59 Abbildungen

Vorwort

Die Erkennung von Verletzungen und Schädigungen der Menisci des Kniegelenkes ist unter Berücksichtigung der Vorgeschichte und der klinischen Untersuchung in 80 bis 90% der Fälle verhältnismäßig einfach. In mehr als 10% ist sie schwierig.

Im normalen Röntgenbild kommt der Meniskus nicht zur Darstellung. Man hat deshalb die Kontrastfüllung mit positivem oder negativem Kontrastmittel zu Hilfe genommen. Die Deutung dieser Röntgenbilder verursacht manchmal Schwierigkeiten.

Im Jahre 1944 hat RAUBER *ein Meniskuszeichen im Röntgenbild in Form einer Konsolenbildung am Gelenkrand des Schienbeinkopfes beschrieben.*

JONASCH hat auf Grund jahrelanger Beobachtungen noch *weitere ganz typische Veränderungen im gewöhnlichen Röntgenbild* herausgefunden, die in der Regel nach einer Verletzung des inneren Meniskus frühestens nach vier Monaten und nach einer Verletzung des äußeren Meniskus frühestens nach sechs Monaten auftreten. JONASCH hat damit ein *einfaches* und *gefahrloses* Hilfsmittel für die Meniskusdiagnose geschaffen.

Wien, im Frühjahr 1965 LORENZ BÖHLER

Vorbemerkung

Die klinische Diagnose einer Meniskusverletzung des Kniegelenkes kann Schwierigkeiten bereiten. Aus diesem Grunde wurden die verschiedensten, oft recht komplizierten Untersuchungsverfahren angegeben.

Viel zuwenig bekannt ist jedoch die Tatsache, daß es *nach einer Meniskusverletzung zu ganz typischen Veränderungen am entsprechenden Schienbeinknorren* kommt. Diese Veränderungen sind im gewöhnlichen Röntgenbild des Kniegelenks von vorne nach hinten zu sehen und stellen einen wichtigen Bestandteil der Meniskusdiagnose dar. Es sind dazu keine zusätzlichen Röntgenaufnahmen oder Verfahren notwendig.

Diese Arbeit gibt einen genauen Überblick über die verschiedenen Arten dieser röntgenologisch sichtbaren Veränderungen und soll dadurch beitragen, die Meniskusdiagnose auf einfache Art und Weise zu erleichtern.

Einleitung

Zur richtigen Erkennung einer Meniskusverletzung des Kniegelenkes
sind erforderlich:

1. Eine genau erhobene Vorgeschichte,
2. eine klinische Untersuchung und
3. eine röntgenologische Untersuchung.

Die von einigen Autoren geübte *Arthroskopie* des Kniegelenkes bei
Verdacht auf eine Meniskusverletzung hat sich wegen ihrer Fehlermög-
lichkeiten und Gefahren nicht durchgesetzt und kann daher vernach-
lässigt werden.

Die Erhebung der *Vorgeschichte* ist von großer Bedeutung, da man
dadurch oft weitgehend auf eine Meniskusverletzung hingewiesen wird.
Zum Beispiel, wenn der Verletzte angibt, das Kniegelenk „sei heraus-
gesprungen" oder das Kniegelenk sei plötzlich „stecken geblieben" usw.

Die *Anamnese* ist auch für den Kostenträger wichtig, z.B. zur Feststellung, ob ein versicherter Arbeitsunfall vorliegt oder nicht.

Wird die Meniskusverletzung auf einen Unfall zurückgeführt, so soll
der *Unfallhergang* möglichst genau *schriftlich* festgehalten werden. Gibt
der Verletzte an, vor dem Unfall nie Beschwerden im entsprechenden
Kniegelenk gehabt zu haben, so ist dies besonders zu vermerken.

Im Unfallkrankenhaus Wien XX hat sich dabei die Methode bewährt, der Sekre-
tärin vor dem Verletzten folgenden Satz für die Krankengeschichte zu diktieren:
Selbst bei genauer Befragung gibt der Verletzte an, im rechten bzw. linken Kniegelenk vor dem Unfall nie Beschwerden gehabt zu haben. Wie oft konnte man dann
erleben, daß der Verletzte sagte, daß dies nicht stimme, und dann schließlich eine
längere Vorgeschichte angab.

Der genau erhobene Unfallhergang stellt später oft einen wertvollen
Behelf für den Gutachter bei Schiedsgerichtsverhandlungen, Haftpflicht-
prozessen und für Zusammenhangfragen dar.

Die anschließende *klinische Untersuchung*, bei der immer beide Beine
entkleidet werden müssen, um z.B. eine Atrophie der Muskulatur zu ersehen, bringt in Verbindung mit der Anamnese in einem hohen Prozentsatz der Fälle eine Klärung, ob eine Meniskusverletzung des Kniegelenkes
vorliegt oder nicht.

Die Angaben in der Literatur über die Richtigkeit der nur klinisch
gestellten Diagnose einer Meniskusverletzung sind bei den einzelnen
Autoren unterschiedlich. So weist Scharizer aus der Böhlerschen
Klinik darauf hin, daß bei 901 Fällen die klinisch gestellte Diagnose in nur
7,3% versagte. Diese Zahl ist im Vergleich zu anderen Literaturangaben
niedrig. Scharizer führt dies auf eine genaue klinische Untersuchungs-
technik und auf eine strenge Indikationsstellung zur Operation zurück.
Bei anderen Autoren ist der Prozentsatz der falsch gestellten klinischen
Diagnose höher (Tab. 1).

An Hand dieser Zahlen ersieht man, daß trotz genau erhobener Vorgeschichte und klinischer Untersuchung, selbst wenn sie von einem erfahrenen Arzt durchgeführt wird, es immer wieder Fälle gibt, bei denen eine Meniskusverletzung vorgetäuscht wird.

Es ist daher nicht verwunderlich, daß schon frühzeitig versucht wurde, mit Hilfe des Röntgenverfahrens die Verletzung der Kniegelenkmenisci zu erfassen.

Da die Menisci strahlendurchlässig sind, versuchten 1905 ROBINSOHN und WERNDORFF und später HOFFA und WOLLENBERG durch Einbringen von Luft oder Sauerstoff in das Kniegelenk die Menisci und somit auch ihre Verletzungen zur Darstellung zu bringen. Meist brachte die *Pneumoradiographie* gerade bei den Fällen, bei denen auf Grund der Vorgeschichte und der klinischen Untersuchung eine Meniskusverletzung nicht eindeutig festzustellen oder auszuschließen war, auch keine Klärung.

Mit der Einführung von *positiven* Kontrastmitteln, bzw. durch die gleichzeitige Verwendung von negativem und positivem Kontrastmittel (*Doppelkontrastarthrographie*), erhielt die röntgenologische Untersuchung der Menisci einen neuen Auftrieb. Infolge der komplizierten Topographie des Kniegelenkes jedoch gibt es bei diesem Verfahren zahlreiche Fehlerquellen. Es erfordert viel Erfahrung und stellt doch einen intraartikulären Eingriff dar. Arbeiten der letzten Jahre über die Doppelkontrastarthrographie berichten von einer Sicherheit dieser Methode zwischen 90% bis 97%.

Tabelle 1. *Zusammenstellung von Literaturangaben über die Richtigkeit der nur klinisch gestellten Diagnose einer Meniskusverletzung*

Verfasser	Jahr der Veröffentlichung	Anzahl der Fälle	Fehldiagnose in Prozent
SCHUM	1932	54	22 %
BRISTOW	1935	77	27,2%
ANDREESEN	1937	821	16,6%
KARCHER	1940	40	22,5%
SMILIE	1946	1133	7,2%
LIPSCOMO	1947	655	21,2%
SCHARIZER	1957	901	7,3%
EGGELING	1959	85	16,5%
LÖWE	1962	77	34,1%

Vergleicht man die Zahlen der Mißerfolge bei der nur klinisch gestellten Diagnose einer Meniskusverletzung mit denen der Kontrast- oder Doppelkontrastarthrographie, so ist es nicht verwunderlich, daß die Kontrastdarstellung des Kniegelenkes zur Diagnose einer Meniskusverletzung von vielen Autoren als überflüssig angesehen und abgelehnt wird, zumal dabei immer die Gefahr einer Infektion besteht.

Raubersche Zeichen

1944 veröffentlichte A. Rauber eine Arbeit unter dem Titel „*Ein wenig bekanntes Röntgensymptom bei älteren Meniskusaffektionen*".

Rauber schreibt: In nicht seltenen Fällen, wo klinisch mit Wahrscheinlichkeit die Diagnose einer Meniskusaffektion gestellt werden mußte, fiel uns nun im Röntgenbild an der entsprechenden Tibiakante eine größere oder kleinere Ausziehung auf. Die Deformierung war vom Röntgenologen regelmäßig als „Arthrose" bezeichnet worden. Auffallenderweise fanden sich aber an den übrigen Gelenkabschnitten nicht die geringsten Spuren einer Arthrose. Die betreffenden Zacken hatten auch nicht die Form eigentlicher arthrotischer Randwülste. Sie machten vielmehr den Eindruck einer Anlagerung, eine Art Konsolenbildung. Einige Male waren diese Anlagerungen so ausgesprochen, daß, falls eine genuine Arthrose vorgelegen hätte, sicher auch andere Partien des Gelenkes Veränderungen hätten zeigen müssen.

Es lag deshalb nahe, anzunehmen, daß es sich hier um eine durch einen lokalen pathologischen Prozeß bedingte Deformierung handle, und da in den zuerst beobachteten Fällen die klinische Diagnose einer Meniskusaffektion fast sicher war und operativ bestätigt werden konnte, schien uns ein Zusammenhang zwischen Meniskusveränderung und Konsolenbildung wahrscheinlich.

Wir haben dann regelmäßig auf dieses Zeichen geachtet und es so oft wiedergefunden, daß wir ihm einen diagnostischen Wert beimessen.

Rauber weist auch darauf hin, daß Anfänge einer Konsolenbildung sich nur bei genauester Beobachtung mit der Lupe erkennen lassen. Der Verfasser bringt in seiner Arbeit vier Röntgenbilder mit Konsolenbildung und von fünf Fällen Zeichnungen.

Dieser Veröffentlichung Raubers wurde keine besondere Beachtung geschenkt. In den folgenden Jahren fand sie bei Arbeiten, die sich mit der Meniskusdiagnose beschäftigten, keine Erwähnung.

Nur im „*Lehrbuch der Röntgendiagnostik*" von Schinz-Baensch-Friedl-Uehlinger (1952) und im Köhler-Zimmer „Grenzen des Normalen und Anfänge des Pathologischen im Röntgenbilde des Skelettes" (1953) wird das von Rauber beschriebene Zeichen vermerkt.

Barucha (1960) war der erste, der an einem operativ gesicherten Material den Wert des Rauberschen Zeichens überprüfte. Bei 764 Rissen des inneren Meniskus konnte der Verfasser in 91,2% und bei 232 Rissen des äußeren Meniskus in 83,1% der Fälle dieses Zeichen nachweisen (Abb. 1).

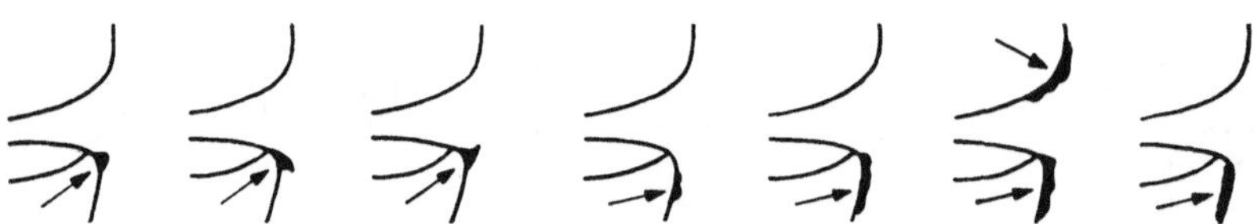

Abb. 1. Schematische Darstellung des Rauberschen Zeichens
(Aus Barucha: Mschr. Unfallheilk. **63**, 370 (1960))

Eine weitere Arbeit über das Raubersche Zeichen folgte 1962 von Löwe. Der Verfasser untersuchte die Röntgenbilder von 100 Kniegelenkarthrotomien, die „teils aus therapeutischen Gründen, teils zur diagnostischen Klärung als Probearthrotomien" durchgeführt wurden. Aus der Arbeit geht nicht hervor, bei welcher Anzahl von Meniskusrissen das Raubersche Zeichen nachzuweisen war bzw. fehlte. Löwe kommt jedoch zu dem Schluß, daß schon „infolge leichter Beinverdrehungen sowohl bei normalen Kniegelenk-a.p.-Aufnahmen als auch bei den absichtlich gedrehten Zielaufnahmen während der Luftarthrographie erhebliche Formveränderungen, besonders der tibialen Gelenkkante, vorgetäuscht werden, so daß dadurch eine sichere Beurteilung des Rauberschen Zeichens überhaupt bezweifelt werden muß". Nach der Ansicht LÖWES kann das Raubersche Zeichen nicht als „Meniskussymptom" angesprochen werden.

Ebenfalls 1962 veröffentlichte VATER seine Untersuchungen über das Raubersche Zeichen. Bei 245 Rissen des inneren Meniskus konnte er es in 71% und bei 57 Rissen des äußeren Meniskus in 72% der Fälle nachweisen. Der Verfasser schreibt: Im Gegensatz zu anderen Autoren, die einen Prozentsatz von 77% bis maximal 99% angaben, fanden wir eine Treffsicherheit dieses Zeichens von nur 71% (Anmerkung: VATER verwechselt die Ergebnisse. Es handelt sich nicht um Ergebnisse des RAUBERschen Zeichens, sondern um von ihm vorher zitierte Ergebnisse der Doppelkontrastarthrographie). Wir verzichten deshalb nicht auf die uns bewährte Röntgenkontrastdarstellung, obwohl wir das Raubersche Röntgenzeichen durchaus als Bereicherung des diagnostischen Rüstzeuges zur Klärung von Kniebinnenverletzungen ansehen.

UNGER (1963) sah die Röntgenbilder von 100 aus verschiedenen Gründen arthrotomierter Kniegelenken durch und kommt zu dem Schluß, daß dem Rauberschen Zeichen für die Meniskusdiagnostik kein Wert zugemessen werden kann. In wieviel Prozent der Fälle ein Raubersches Zeichen gefunden werden konnte, schreibt der Verfasser nicht.

Bei RAHRIG (1963), der 127 Fälle auf das Raubersche Zeichen hin untersuchte, war es in 46 Fällen (36%) zu sehen. Der Verfasser schreibt: Das Raubersche Zeichen hat keine große Bedeutung. Es wird nur unter den alten Meniskusverletzungen und -schäden gesehen und kann dann höchstens eine klinische Diagnose ergänzen.

ZIPPEL (1963) spricht dem Rauberschen Zeichen die Bedeutung eines Meniskuszeichens ab, da es in seinem Krankenmaterial nur in den seltensten Fällen nachzuweisen war, ohne daß der Verfasser Zahlen angibt.

Röntgentechnik

Bei Verdacht auf eine Meniskusverletzung müssen nicht nur vom verletzten Kniegelenk Röntgenaufnahmen von vorne nach hinten und seitlich, sondern grundsätzlich auch vom *anderen* Kniegelenk angefertigt werden.

Die normalen Röntgenaufnahmen sind zu machen, um freie Gelenkkörper, Knorpel-Knochenabsprengungen vom Oberschenkelknorren oder von der Kniescheibe, Meniskusverkalkungen usw. zu erkennen.

Die Röntgenaufnahme des nicht verletzten Kniegelenkes ist deshalb anzufertigen, um eine Vergleichsmöglichkeit zu besitzen, da auch unter nicht pathologischen Zuständen gewisse Anomalien der Knochenform und Knochenstruktur vorhanden sein können.

Die Veränderungen am Gelenkrand, die nach einer Meniskusverletzung auftreten, sind im *gewöhnlichen Röntgenbild mit Aufnahmerichtung von vorne nach hinten* (a. p.) zu sehen. Dabei ist darauf zu achten, daß das Kniegelenk nicht verdreht ist. Die Bilder müssen von guter Qualität sein. Bei flauen oder zu dunklen Bildern gehen diese feinen Veränderungen fast immer verloren. Ich konnte dies z.B. beobachten, als wir begannen, die Röntgenfilme maschinell zu entwickeln.

Die Röntgenaufnahme des Kniegelenkes von vorne nach hinten wird in Rückenlage des Verletzten gemacht. Dabei ist das Kniegelenk gestreckt, und der innere Fußrand steht senkrecht zur Unterlage. Der Unterschenkel kann durch einen Sandsack beschwert werden, um Wackelbewegungen während der Aufnahme zu vermeiden. Der Zentralstrahl wird auf die Mitte des Kniegelenkspaltes eingestellt und um ungefähr 5° von kopfwärts nach fußwärts eingeneigt, da die Gelenkfläche des Schienbeinkopfes nach hinten abfällt. Die Mitte der Filmkassette soll unter dem Gelenkspalt liegen.

Kann das Kniegelenk nicht ganz gestreckt werden, z. B. bei einer akuten Meniskuseinklemmung, dann muß der Zentralstrahl so von kopfwärts nach fußwärts eingeneigt werden, daß er wie die Schienbeingelenkfläche verläuft.

Technik der Meniskusoperation

Ist ein Meniskusriß *einwandfrei* festgestellt, so *muß operativ* vorgegangen werden. Die konservative Behandlung durch Ruhigstellung mit einer Oberschenkelgipshülse ist *zwecklos*, da ein gerissener Meniskus trotz Ruhigstellung *nicht* zusammenheilt.

Besteht ein Abriß des Meniskus vom Kapselrand, so kann in einer großen Anzahl der Fälle durch Ruhigstellung mit einem Gipsverband eine Heilung erreicht werden (BÜRKLE DE LA CAMP).

Die Operation erfolgt in Allgemeinnarkose und Blutleere am hängenden Bein. Nach BÖHLER wird ein ungefähr 6 cm langer schräger Hautschnitt in Richtung Epicondylus femoris — Tuberositas tibiae angelegt. Der Schnitt soll nicht zu weit nach vorne reichen und den Gelenkspalt nach distal um ungefähr 1 cm überragen.

Bei dieser Schnittführung werden die Äste des Nervus saphenus und des Nervus cutaneus femoris anterioris geschont und dadurch Störungen des Hautgefühls vermieden.

Die Gelenkkapsel wird quer durchtrennt. Dazu tastet man sich den Rand des Schienbeinkopfes und legt den Kapselschnitt 1,5 cm oberhalb des Schienbeinkopfrandes an. Durchtrennt man die Kapsel zu weit kaudal, so gelangt man an die Meniskusbasis und trennt den Meniskus von seiner Unterlage ab.

Der Kapselschnitt ist nur so groß zu machen, daß einerseits das Seitenband und andererseits das Ligamentum patellae nicht verletzt werden.

Hat man den Meniskusriß festgestellt, *so darf nicht der ganze Meniskus entfernt, sondern nur der verletzte Meniskusteil abgetragen werden. Entfernt man den ganzen Meniskus, so kommt es zu statischen Veränderungen im Kniegelenk und als Folge davon zur Arthrose.* Beim sog. Bergmanns-Knie muß nach BÜRKLE DE LA CAMP immer der ganze Meniskus entfernt werden.

Nach der Teilentfernung des Meniskus werden die Kreuzbänder und der infrapatellare Fettkörper angesehen, um nicht Verletzungen der Kreuzbänder bzw. verdickte und verhärtete Fettkörperzotten, die zu Einklemmungserscheinungen führen können, zu übersehen.

Die Gelenkkapsel wird durch einige wenige feine Nähte verschlossen und anschließend die Haut genäht. Dann wird für das Kniegelenk ein Zellstoff-Kompressionsverband angelegt und das Bein auf einer Braunschen Schiene gelagert. Bestehen nach einigen Stunden infolge des Kompressionsverbandes Schmerzen, so ist dieser durchzuspalten und locker mit einer Mullbinde zu überwickeln.

Nach zwei bis drei Tagen wird der Kompressionsverband entfernt. Am neunten Tag nach der Operation werden bei glatter Wundheilung die Hälfte der Hautnähte, am zehnten Tag die restlichen Nähte entfernt, und der Verletzte kann, nachdem eine elastische Binde für das Kniegelenk gegeben wurde, aufstehen und gehen.

Beim Schreiben des *Operationsbefundes* sind spätere gutachterliche Fragen unbedingt zu vermerken:

1. War die Gelenkflüssigkeit klar oder mit Beimengung von Blut?
2. Waren an den Rißstellen des Meniskus Blutpunkte zu sehen?

An dieser Stelle sei darauf hingewiesen, daß z.B. bei einem alten
Korbhenkelriß mit bereits abgerundeten Rißrändern Blutpunkte zu sehen
sein können, wenn es zu einem weiteren Einreißen gekommen ist. In
diesem Fall ist der Korbhenkelriß trotzdem als *alt* zu bezeichnen.

3. Wie sahen die Rißstellen aus? Waren die Ränder scharf oder mehr
abgerundet?

Sind die Ränder scharf, so handelt es sich um einen mehr frischen
Riß, sind sie jedoch bereits abgerundet, so ist der Riß als alt anzusehen.

Formen des Meniskusrisses

Die drei häufigsten Meniskusrißformen sind (Abb. 2):

1. Der *Längsriß*. Wenn der abgetrennte Teil in das Kniegelenk luxiert
ist, so spricht man von einem *Korbhenkelriß*.

2. Der *Lappenriß*. Es können ein oder in seltenen Fällen zwei Lappen
vorhanden sein.

3. Der *Querriß*. Er beginnt immer am freien Rand des Meniskus und
reicht gegen die Basis.

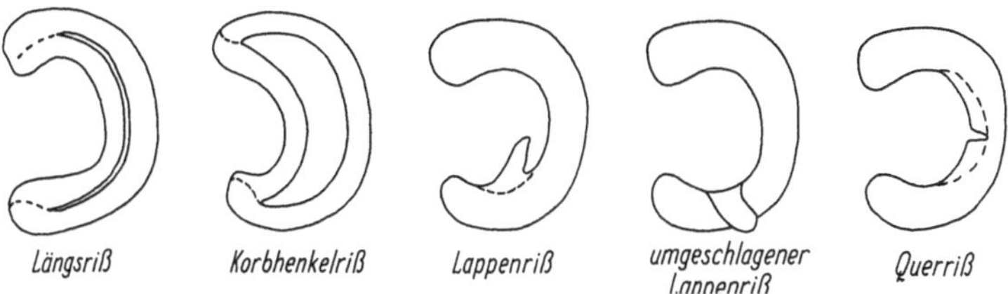

Abb. 2. Die verschiedenen Meniskusrißformen. Die Abtragungsstellen sind strichliert einge-
zeichnet. (Nach JONASCH: Unfallchirurgische Operationen. Berlin: Walter de Gruyter
1965)

Seit Jahren habe ich die im Unfallkrankenhaus Wien XX wegen einer
Meniskusverletzung zur Operation vorgeschlagenen Verletzten unter-
sucht. Dabei bin ich bewußt atypisch vorgegangen. Zuerst habe ich die
Röntgenbilder von beiden Kniegelenken auf Veränderungen im Bereich
des inneren und äußeren Gelenkrandes hin angesehen und versucht,
schon aus den gewöhnlichen Röntgenbildern von vorne nach hinten das
verletzte Kniegelenk zu erkennen.

Dabei konnte ich feststellen, daß es neben der von RAUBER beschriebenen Konsolenbildung nach einer Meniskusverletzung noch *weitere
röntgenologisch sichtbare* Veränderungen am entsprechenden Gelenkrand
gibt. Diese weiteren Veränderungen dürften von vielen Autoren nicht
weiter beachtet worden sein.

Voraussetzung für das richtige Erkennen dieser Veränderungen ist ein
genaues Betrachten der Röntgenbilder, oft am besten mit der Lupe.

Innerer Meniskus

Formen der röntgenologisch sichtbaren Veränderungen nach einer Verletzung des inneren Meniskus

Nach einer Verletzung des inneren Meniskus kommt es in der Regel nach einer bestimmten Zeit zu typischen Veränderungen am Gelenkrand des inneren Schienbeinknorrens:

1. Konsolenbildung — Raubersches Zeichen,
2. Verdichtung der Kortikalis,
3. Aufhellung.

Diese drei Formen können *einzeln* auftreten oder auch *kombiniert:* Konsolenbildung und Verdichtung der Kortikalis, Konsolenbildung und Aufhellung, Verdichtung der Kortikalis und Aufhellung oder Konsolenbildung mit Verdichtung der Kortikalis und gleichzeitiger Aufhellung.

Die Tatsache, daß es diese kombinierten Veränderungen gibt, ist für die Differentialdiagnose von Bedeutung.

1. Konsolenbildung — Raubersches Zeichen

RAUBER wies darauf hin, daß es nach einer Meniskusverletzung zu einer größeren oder kleineren Anlagerung in Form einer Konsole am entsprechenden Gelenkrand kommt. Die Formen der Konsolen sind vielgestaltig. Sie können mehr länglich oder mehr gerundet sein, einen stumpfen oder spitzen Wulst tragen, wobei dieser wieder nach kranial oder nach

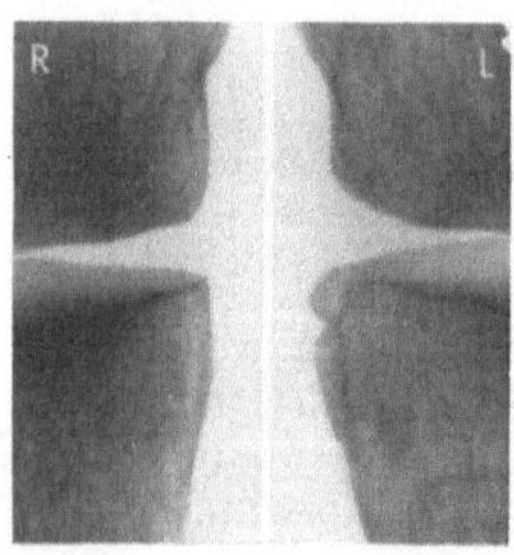
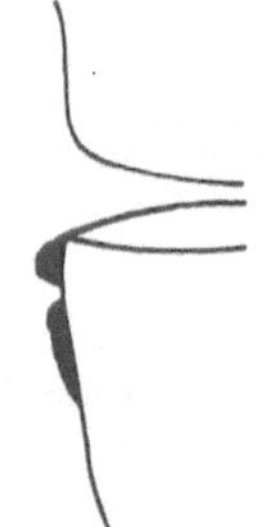
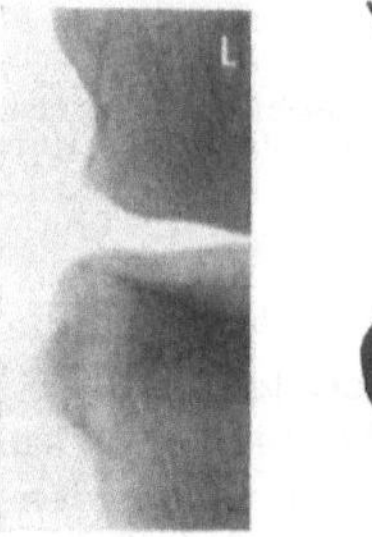
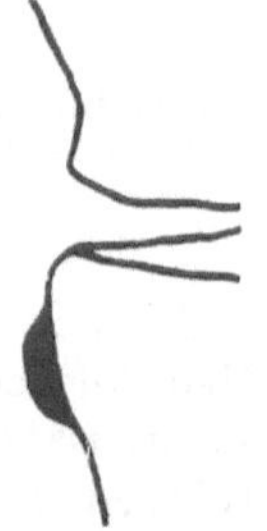

Abb. 3. 24jähriger Angestellter. Seit 2 Jahren Beschwerden. Unfallursache: Fußballspielen. Operation: Korbhenkelriß links. Röntgen: Eine mehr rundliche Konsole am Gelenkrand. Darunter eine zweite längliche Konsole

Abb. 4. 41jähriger Angestellter. Seit 10 Jahren Beschwerden. Unfallursache: Private Tätigkeit. Operation: Korbhenkelriß links. Röntgen: Eine größere Konsole unterhalb des Gelenkrandes

kaudal ausgezogen sein kann. Der Längendurchmesser der Basis der Konsole schwankt zwischen 1 bis 5 mm. Ihre Dicke beträgt 1 bis 3 mm.

Es können gleichzeitig eine, zwei und in seltenen Fällen drei Konsolen, untereinander gelegen, vorhanden sein.

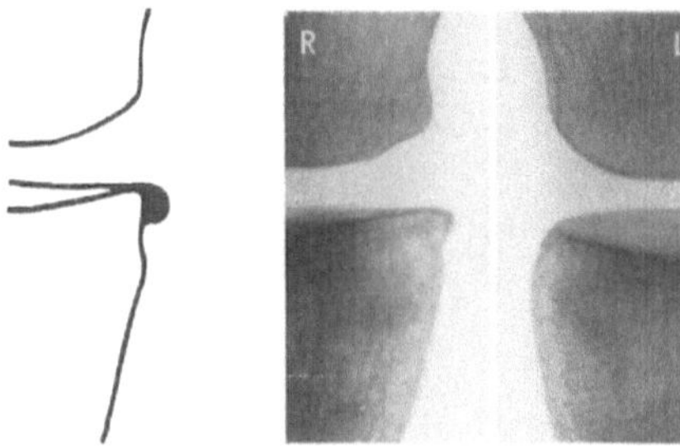

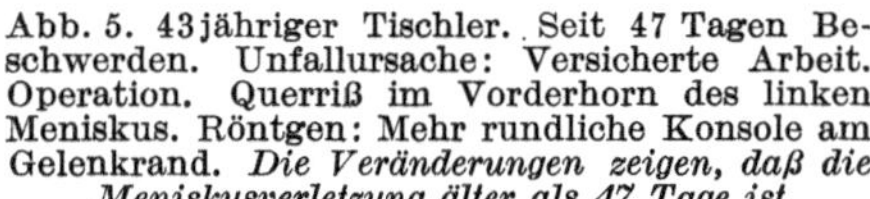

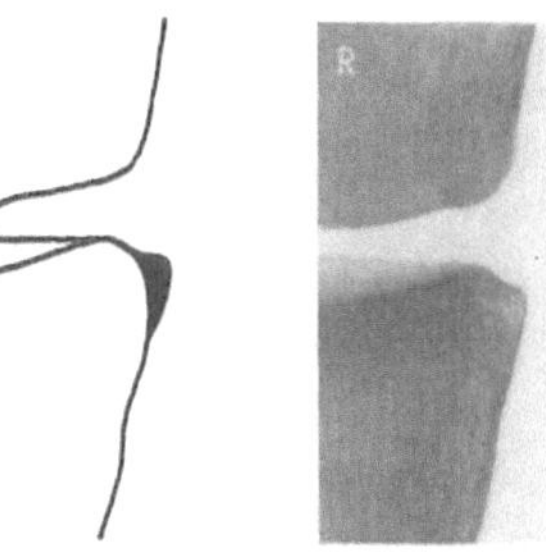

Abb. 5. 43jähriger Tischler. Seit 47 Tagen Beschwerden. Unfallursache: Versicherte Arbeit. Operation. Querriß im Vorderhorn des linken Meniskus. Röntgen: Mehr rundliche Konsole am Gelenkrand. *Die Veränderungen zeigen, daß die Meniskusverletzung älter als 47 Tage ist*

Abb. 6. 22jähriger Angestellter. Seit 11 Monaten Beschwerden. Unfallursache: Skifahren. Operation: Korbhenkelriß rechts. Röntgen: Mehr spitze Konsole knapp unterhalb des Gelenkrandes

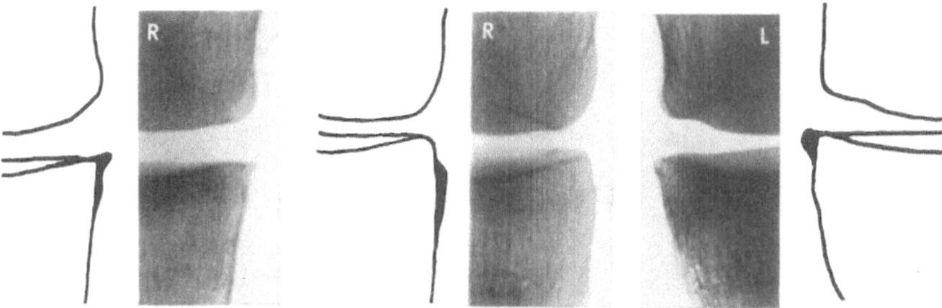

Abb. 7. 27jähriger Maurer. Seit 2 Jahren Beschwerden. Unfallursache: Skifahren. Operation: Längsriß in der Pars intermedia rechts in das Hinterhorn reichend. Röntgen: Spitz ausgezogene Konsole am Gelenkrand

Abb. 8. 45jähriger Angestellter. Seit 10 Jahren Beschwerden. Unfallursache: Leichtathletik. Operation: Korbhenkelriß rechts. Röntgen: Kleine mehr flache Konsole unterhalb des Gelenkrandes

Abb. 9. 24jähriger Spengler. Seit 5 ½ Monaten Beschwerden. Unfallursache: Private Tätigkeit. Operation: Längsriß vom Vorderhorn bis zum Hinterhorn links. Röntgen: Mehr rundliche Konsole am Gelenkrand

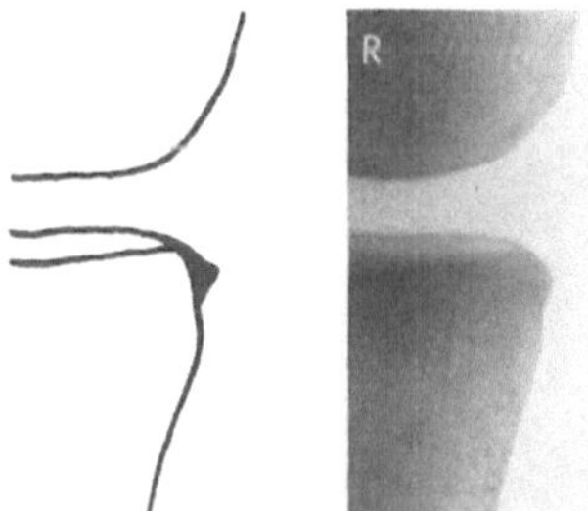

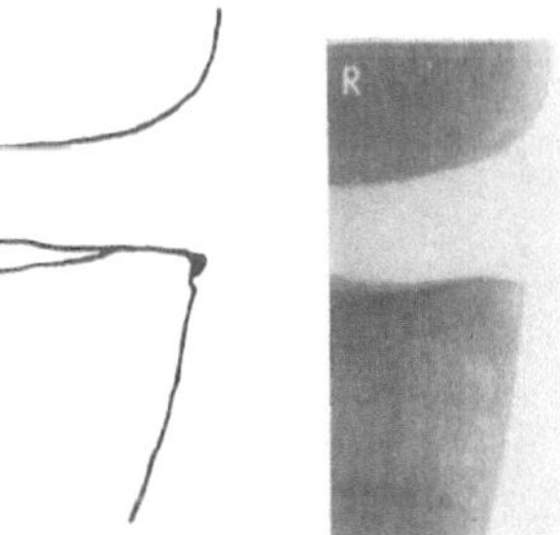

Abb. 10. 27jähriger Hilfsarbeiter. Seit 18 Monaten Beschwerden. Unfallursache: Fußballspielen. Operation: Korbhenkelriß rechts. Röntgen: Mehr spitze Konsole knapp unterhalb des Gelenkrandes

Abb. 11. 43jähriger Hilfsarbeiter. Seit 4 Monaten Beschwerden. Unfallursache: Versicherte Arbeit. Operation: Korbhenkelriß rechts. Röntgen: Zarte mehr abgerundete Konsole am Gelenkrand

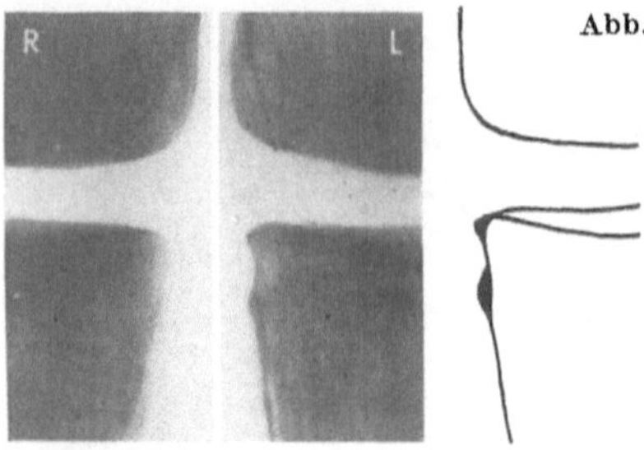

Abb. 12

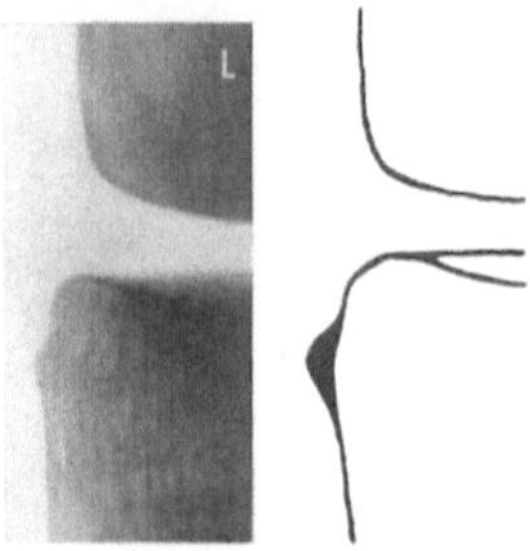

Abb. 13

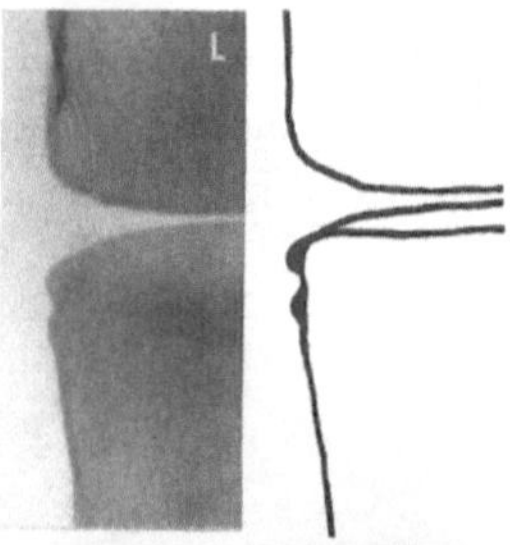

Abb. 12. 42jähriger Hilfsarbeiter. Seit 16 Monaten Beschwerden. Unfallursache: Private Tätigkeit. Operation: Korbhenkelriß links. Röntgen: Zwei mehr ausgezogene Konsolen, eine am Gelenkrand und eine darunter

Abb. 13. 27jähriger Schweißer. Seit 15 Tagen Beschwerden. Unfallursache: Versicherte Arbeit. Operation: Korbhenkelriß links. Röntgen: Mehr spitze Konsole unterhalb des Gelenkrandes. *Die Veränderungen zeigen, daß die Meniskusverletzung schon älter als 15 Tage ist*

Abb. 14 (links). 39jährige Hausfrau. Seit 6 Jahren Beschwerden. Unfallursache: Skilaufen. Operation: Korbhenkelriß links. Röntgen: Zwei mehr rundliche Konsolen, eine am Gelenkrand und eine darunter

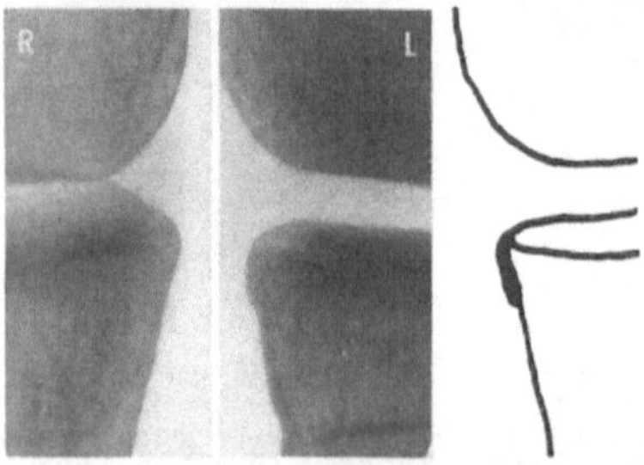

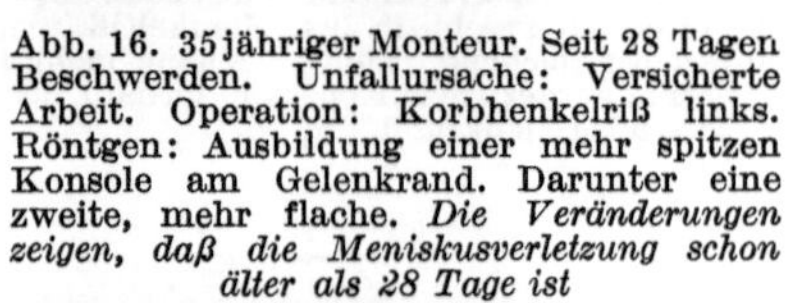

Abb. 15. 38jähriger Angestellter. Seit 1 Monat Beschwerden. Unfallursache: Private Tätigkeit. Operation: Längsriß im Vorderhorn links. Röntgen: Mehr flache Konsole am Gelenkrand. *Die Veränderungen zeigen, daß die Meniskusverletzung schon älter als 1 Monat ist*

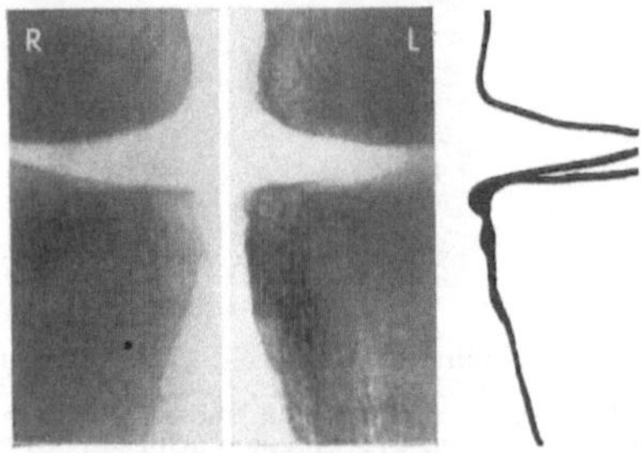

Abb. 16. 35jähriger Monteur. Seit 28 Tagen Beschwerden. Unfallursache: Versicherte Arbeit. Operation: Korbhenkelriß links. Röntgen: Ausbildung einer mehr spitzen Konsole am Gelenkrand. Darunter eine zweite, mehr flache. *Die Veränderungen zeigen, daß die Meniskusverletzung schon älter als 28 Tage ist*

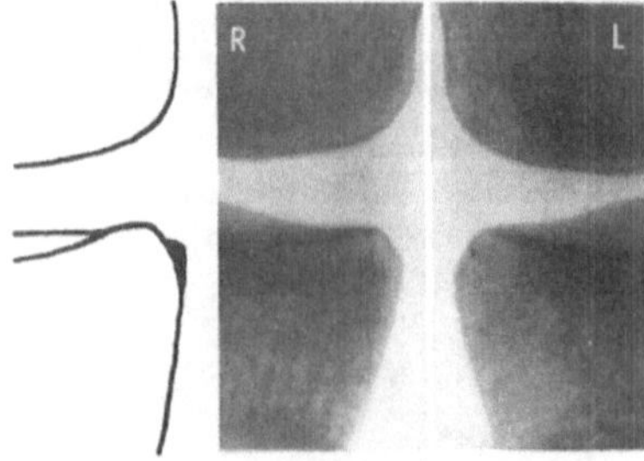

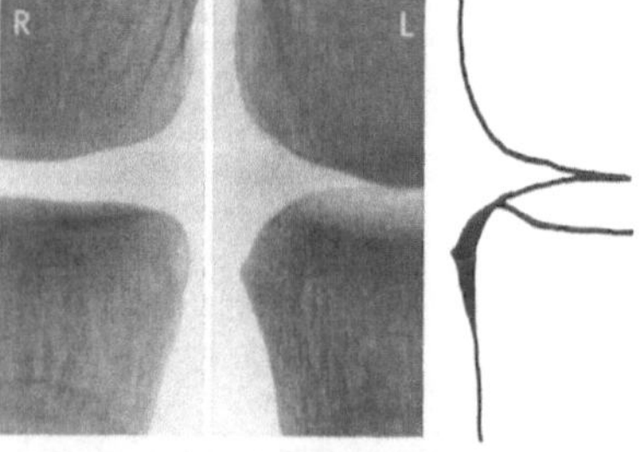

Abb. 17. 16jähriger Dreher. Seit 6 Monaten Beschwerden. Unfallursache: Fußballspielen. Operation: Korbhenkelriß rechts. Röntgen: Ausbildung einer kleineren Konsole unterhalb des Gelenkrandes

Abb. 18. 30jähriger Hilfsarbeiter. Seit 3 Jahren Beschwerden. Unfallursache: Private Tätigkeit. Operation: Längsriß in der Pars intermedia links. Röntgen: Mehr längliche Konsole unterhalb des Gelenkrandes

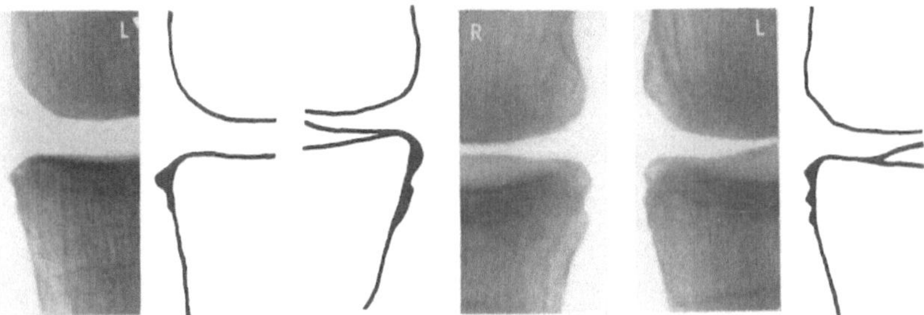

Abb. 19. 45 jähriger Schmied. Seit 3 Monaten Beschwerden. Unfallursache: Versicherte Arbeit. Operation: Korbhenkelriß links. Röntgen: Spitze Konsolenbildung knapp unterhalb des Gelenkrandes. *Die Veränderungen zeigen, daß die Meniskusverletzung schon älter als 3 Monate ist*

Abb. 20. 38 jährige Angestellte. Seit 20 Jahren Beschwerden. Unfallursache: Skilaufen. Operation: Korbhenkelriß rechts. Röntgen: Eine größere Konsole, mehr länglich, knapp unterhalb des Gelenkrandes. Eine weitere kleinere darunter

Abb. 21. 27 jähriger Tischler. Seit 6 Jahren Beschwerden. Unfallursache: PrivateTätigkeit. Operation: Querriß im Vorderhorn links. Röntgen: Eine mehr rundliche Konsole am Gelenkrand. Darunter zwei weitere kleine Konsolen

2. Verdichtung der Kortikalis

Die Verdichtung der Kortikalis kommt entweder in Höhe des Gelenkrandes oder darunter vor. In seltenen Fällen beginnt die Verdichtungszone bereits an der Schienbeingelenkfläche.

Die Verdichtungszone ist in der Regel nicht einmal einen Millimeter breit, eine Tatsache, auf die man besonders achten muß, um diese Veränderungen im Röntgenbild *richtig* zu erkennen. Ihre Länge schwankt zwischen 2 und 15 mm.

Es können auch zwei oder drei verschiedene, voneinander getrennte Verdichtungszonen an den oben genannten Stellen gleichzeitig vorkommen.

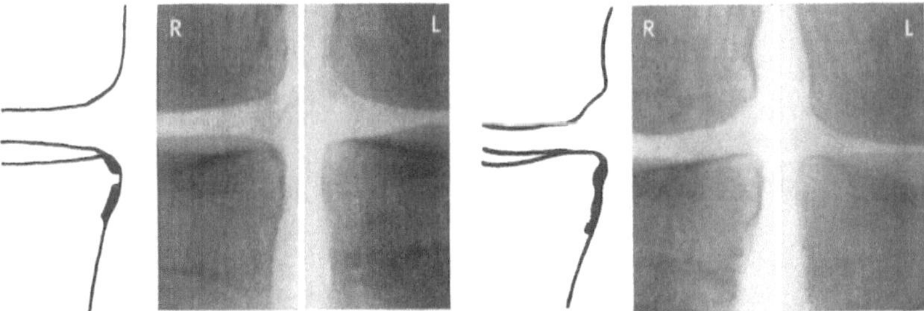

Abb. 22. 34 jähriger Landwirt. Seit 2 Tagen Beschwerden. Unfallursache: Arbeit in der Landwirtschaft. Operation: Korbhenkelriß rechts. Röntgen: Verdichtung der Kortikalis am Gelenkrand. Durch eine schmale Zone getrennt findet sich darunter eine weitere Verdichtung der Kortikalis. *Die Veränderungen zeigen, daß die Meniskusverletzung älter als 2 Tage ist*

Abb. 23. 32 jähriger Anstreicher. Seit 6 Monaten Beschwerden. Unfallursache: Fußballspielen. Operation: Korbhenkelriß rechts. Röntgen: Verdichtung der Kortikalis knapp unterhalb des Gelenkrandes beginnend auf 9 mm Länge

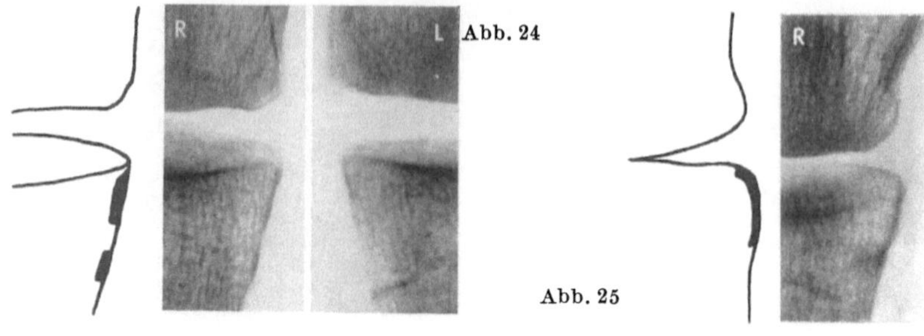

Abb. 24

Abb. 25

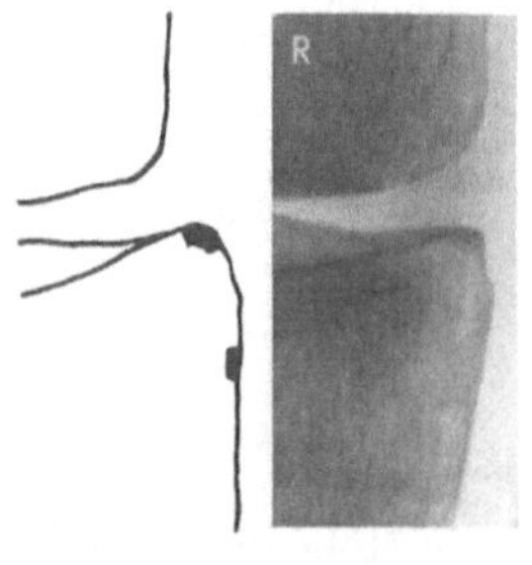

Abb. 24. 39jährige Hausfrau. Seit 1 Jahr Beschwerden. Unfallursache: Skifahren. Operation: Korbhenkelriß rechts. Röntgen: Verdichtung der Kortikalis unterhalb des Gelenkrandes auf 6 mm Länge. Darunter sieht man nochmals eine Verdichtung der Kortikalis auf 3 mm Länge

Abb. 25. 34jähriger Schmied. Seit 57 Tagen Beschwerden. Unfallursache: Versicherte Arbeit. Operation: Korbhenkelriß rechts. Röntgen: Verdichtung der Kortikalis am Gelenkrand und darunter auf eine Länge von 11 mm. *Die Veränderungen zeigen, daß die Meniskusverletzung älter als 57 Tage ist*

Abb. 26 (links). 61jähriger Kellner. Seit 35 Tagen Beschwerden. Unfallursache: Versicherte Arbeit. Operation: Längsriß in der Pars intermedia rechts. Röntgen: 3 mm lange Verdichtung der Kortikalis am Gelenkrand. Darunter findet sich eine weitere Verdichtung der Kortikalis auf 2 mm Länge. *Die Veränderungen zeigen, daß die Meniskusverletzung älter als 35 Tage ist*

Abb. 26

3. Aufhellung

Die *Aufhellungszone* findet sich immer am inneren Schienbeinknorren im Bereich des Gelenkrandes oder knapp darunter.

Ihre Form kann eine mehr längliche oder annähernd runde sein, ihr Durchmesser ist jedoch nicht größer als 5 mm. Die Intensität der Aufhellungszone ist unterschiedlich. Für die richtige Erkennung sind die Vergleichsaufnahmen von großer Bedeutung.

Die Aufhellungszone wird im Röntgenbild dadurch hervorgerufen, daß die Knochenstruktur mehr oder minder fehlt.

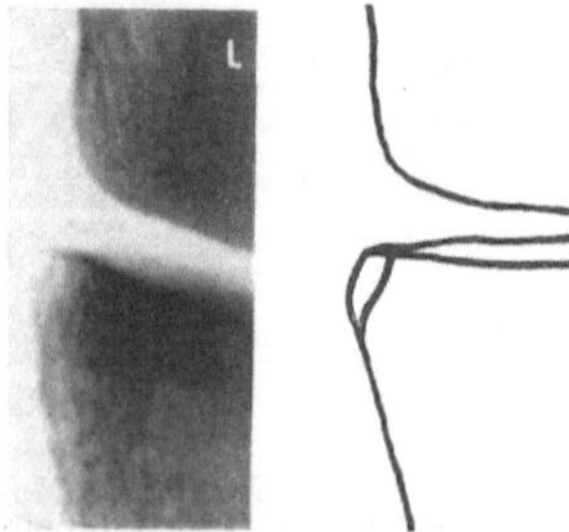

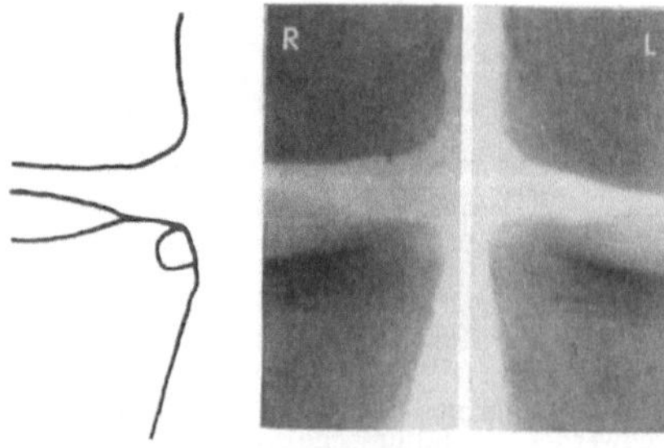

Abb. 27. 36jähriger Schweißer. Seit 14 Jahren Beschwerden. Unfallursache: Fußballspielen. Operation: Längsriß im Vorderhorn links. Röntgen: Aufhellungszone knapp unterhalb des Gelenkrandes

Abb. 28. 24jährige Hausfrau. Seit 1 Jahr Beschwerden. Unfallursache: Skilaufen. Operation: Korbhenkelriß rechts. Röntgen: Annähernd rundliche Aufhellungszone knapp unterhalb des Gelenkrandes

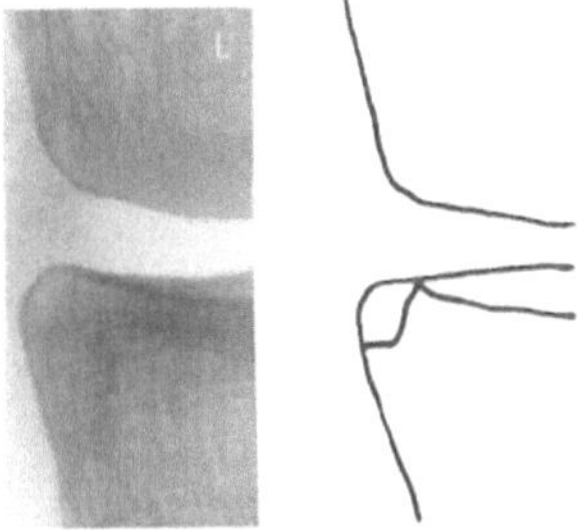

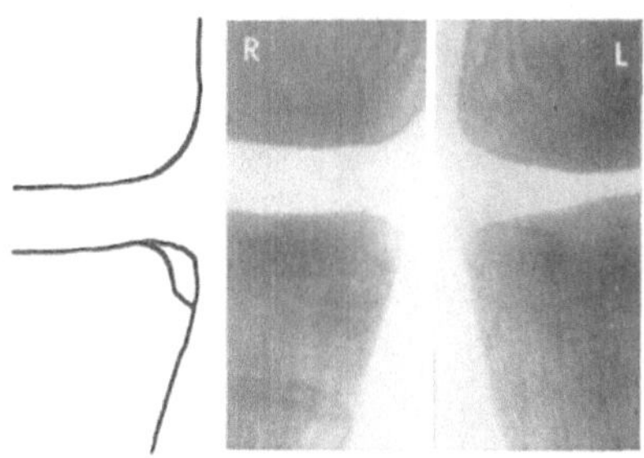

Abb. 29. 26 jähriger Schmied. Seit 2 Jahren Beschwerden. Unfallursache: Private Tätigkeit. Operation: Korbhenkelriß links. Röntgen: Mehr längliche zarte Aufhellungszone am Gelenkrand

Abb. 30. 33 jähriger Angestellter. Seit 8 Jahren Beschwerden. Unfallursache: Private Tätigkeit. Operation: Längsriß rechts vom Vorder- zum Hinterhorn reichend. Röntgen: Mehr längliche Aufhellungszone zwischen Gelenkfläche und Gelenkrand

4. Konsolenbildung und Verdichtung der Kortikalis

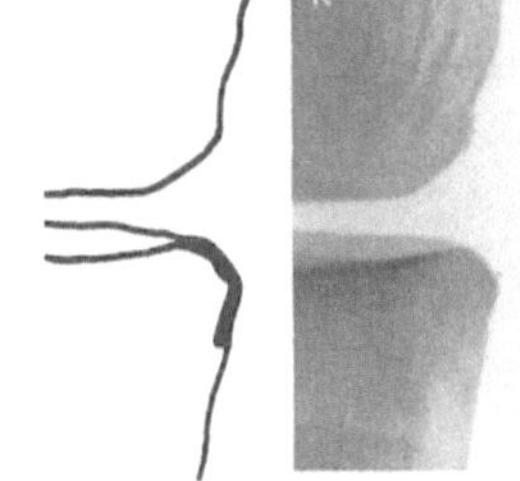

Abb. 31. 23 jährige Studentin. Seit 2 Jahren Beschwerden. Unfallursache: Sport. Operation: Korbhenkelriß rechts. Röntgen: Deutliche Verdichtung der Kortikalis unterhalb des Gelenkrandes. Gleichzeitig besteht eine Konsole

5. Konsolenbildung und Aufhellung

Abb. 32. 38 jähriger Hilfsarbeiter. Seit 13 Jahren Beschwerden. Unfallursache: Sport. Operation: Längsriß am Vorderhorn rechts. Röntgen: Eine mehr rundliche Konsole am Gelenkrand. Darunter eine mehr längliche Aufhellungszone

Abb. 33. 39 jährige Hausfrau. Seit 3 Jahren Beschwerden. Unfallursache: Skifahren. Operation: Querriß in der Pars intermedia rechts. Röntgen: Mehr rundliche Konsole am Gelenkrand mit einer Aufhellungszone

Abb. 34. 36 jähriger Arzt. Seit 2 ½ Jahren Beschwerden. Unfallursache: Sport. Operation: Lappenriß in der Pars intermedia rechts. Röntgen: Mehr längliche Konsolenbildung am Gelenkrand mit einer mehr länglichen Aufhellungszone

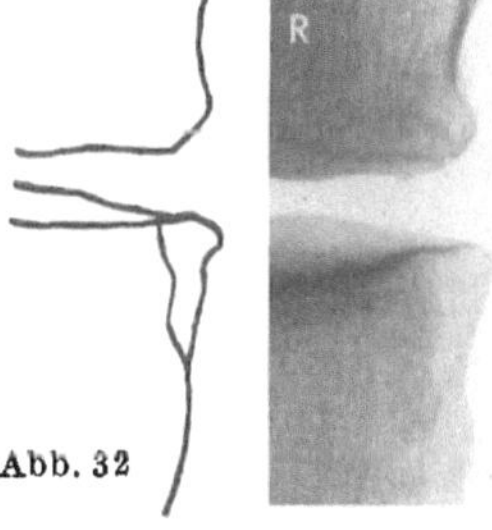

Abb. 32

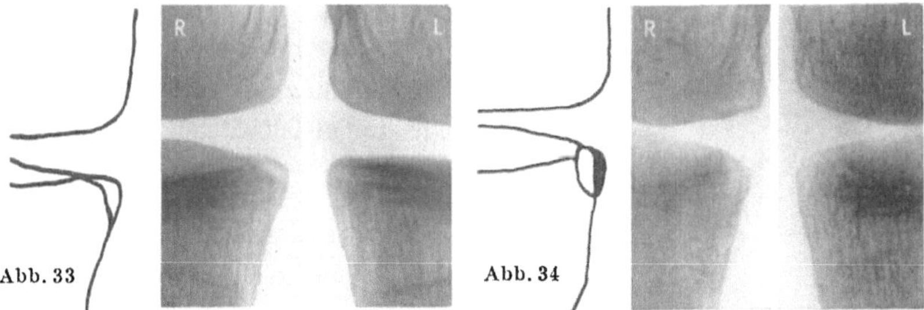

Abb. 33

Abb. 34

6. Verdichtung der Kortikalis und Aufhellung

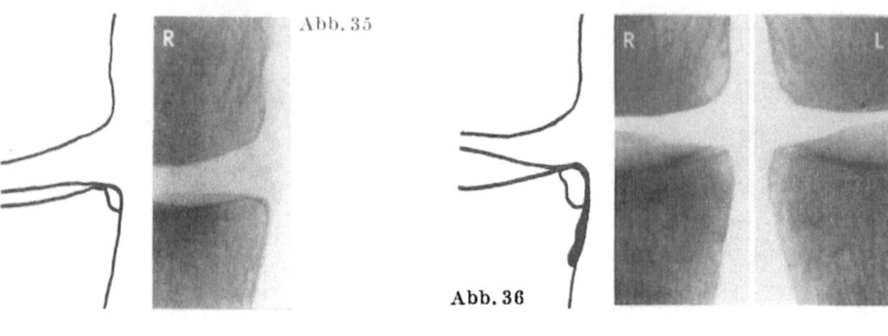

Abb. 35

Abb. 36

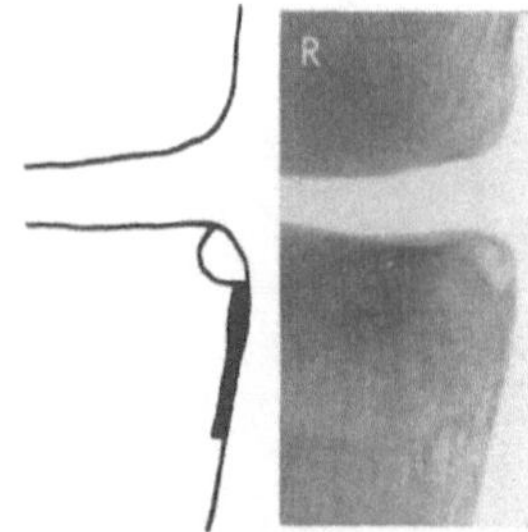

Abb. 35. 22 jährige Angestellte. Seit 6 Monaten Beschwerden. Unfallursache: Skifahren. Operation: Lappenriß am Vorderhorn rechts. Röntgen: 3 mm lange Verdichtung der Kortikalis am Gelenkrand. Knapp darunter eine beginnende mehr längliche Aufhellung

Abb. 36. 54 jähriger Fleischhauer. Seit 16 Jahren Beschwerden. Unfallursache: Versicherte Arbeit. Operation: Längsriß rechts vom Vorderhorn bis in die Pars intermedia reichend. Röntgen: Eine mehr längliche Aufhellung am Gelenkrand. Darunter ist eine Verdichtung der Kortikalis auf 6 mm Länge zu sehen

Abb. 37

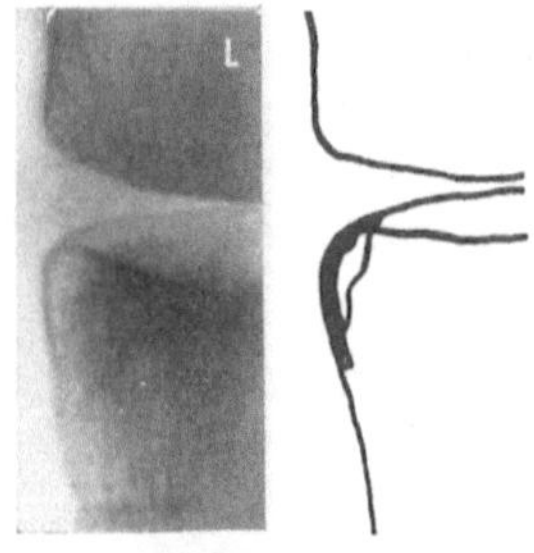

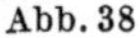

Abb. 37. 42 jähriger Spengler. Seit 16 Tagen Beschwerden. Unfallursache: Versicherte Arbeit. Operation: Korbhenkelriß rechts. Röntgen: Aufhellung im Bereich des Gelenkrandes. Darunter findet sich eine etwas unregelmäßig begrenzte Verdichtung der Kortikalis auf 12 mm Länge. *Die Veränderungen zeigen, daß die Meniskusverletzung älter als 16 Tage ist*

Abb. 38. 24 jähriger Schleifer. Seit 8 Monaten Beschwerden. Unfallursache: Private Tätigkeit. Operation: Korbhenkelriß links. Röntgen: Verdichtung der Kortikalis am Gelenkrand auf einer Länge von 8 mm. Darunter eine mehr längliche Aufhellung

Abb. 38

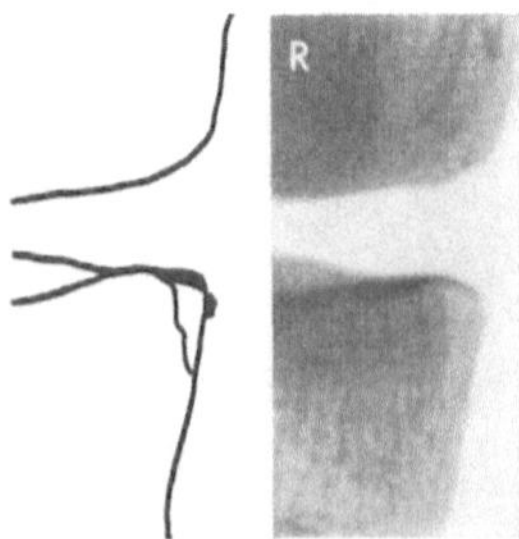

7. Konsolenbildung mit Verdichtung der Kortikalis und gleichzeitiger Aufhellung

Abb. 39. 19 jähriger Monteur. Seit 1 Jahr Beschwerden. Unfallursache: Judosport. Operation: Korbhenkelriß rechts. Röntgen: Verdichtung der Kortikalis am Gelenkrand. Knapp unterhalb des Gelenkrandes eine Konsole. Außerdem ist noch eine mehr längliche Aufhellung sichtbar

Differentialdiagnose
Röntgenologische Veränderungen an beiden Kniegelenken

Auch unter *nicht* pathologischen Zuständen gibt es in seltenen Fällen Veränderungen am Gelenkrand, die denen, die nach einer Meniskusverletzung auftreten, gleich sind. Dies ist vor allem dann von Wichtigkeit, wenn man nur an Hand der Röntgenbilder festzustellen hat, ob eine Meniskusverletzung vorliegt und auf welcher Seite.

Die Differentialdiagnose ist jedoch *einfach*, da die *Veränderungen nach einer genauen Regel* auftreten:

Die wichtigste Form für die Differentialdiagnose ist die Konsolenbildung, an zweiter Stelle die Verdichtung der Kortikalis und an letzter Stelle die Aufhellung.

Ist z.B. auf der rechten Seite eine Konsolenbildung zu sehen und auf der linken Seite eine Aufhellungszone, so ist die Meniskusverletzung *rechts*. Oder ist auf der rechten Seite eine Aufhellungszone und auf der linken Seite eine Verdichtung der Kortikalis, so ist die Meniskusverletzung *links*.

Nach dem gleichen Schema sind auch die kombinierten Veränderungen zu beurteilen.

Ich habe 1000 aufeinanderfolgende Arthrotomien des Kniegelenkes, die im Unfallkrankenhaus Wien XX wegen Verdacht auf eine Meniskusverletzung durchgeführt wurden, auf Veränderungen im gewöhnlichen Röntgenbild von vorne nach hinten durchgesehen und die Ergebnisse nach dem Hollerith-Verfahren ausgewertet.

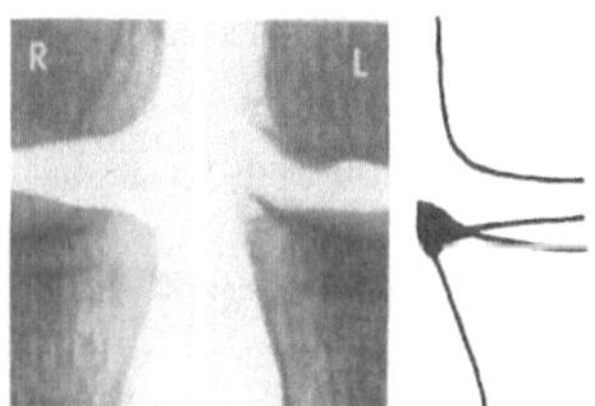

Abb. 40. 30jähriger Hilfsarbeiter. Seit 7 Jahren Beschwerden. Unfallursache: Fußballspielen. Operation: Korbhenkelriß *links*. Röntgen: Konsole am Gelenkrand mit einem nach kranial gerichteten spitzen Wulst. Auf der Vergleichseite am Gelenkrand eine Aufhellung

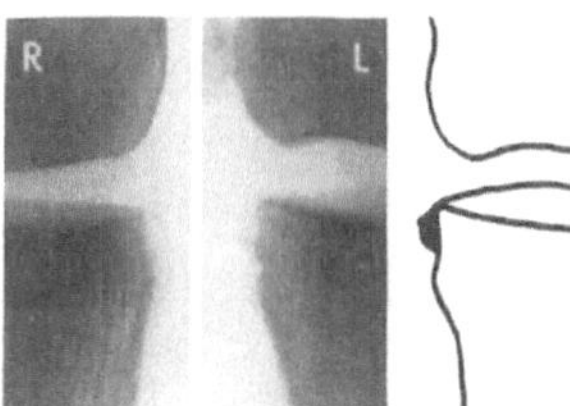

Abb. 41. 28jähriger Portier. Seit 12 Jahren Beschwerden. Unfallursache: Fußballspielen. Operation: Korbhenkelriß *links*. Röntgen: Eine mehr rundliche Konsole am Gelenkrand, eine zweite mehr flachere darunter. Auf der Vergleichseite am Gelenkrand eine Aufhellung

Bei den 1000 Kniegelenkarthrotomien bestätigte sich bei der Operation die *klinisch* gestellte Diagnose eines Meniskusrisses bei 978 Fällen, während bei 22 keine Meniskusverletzung vorlag.

Bei den 978 Fällen mit einem Meniskusriß fand sich bei 895 ein Riß des *inneren* Meniskus und bei 83 ein Riß des *äußeren* Meniskus, was einem Verhältnis von 11 : 1 entspricht.

Tabelle 2. *1000 Kniegelenkarthrotomien*

Riß des inneren Meniskus	895 Fälle
Riß des äußeren Meniskus	83 Fälle
Keine Meniskusverletzung	22 Fälle
	1000 Fälle

2 *

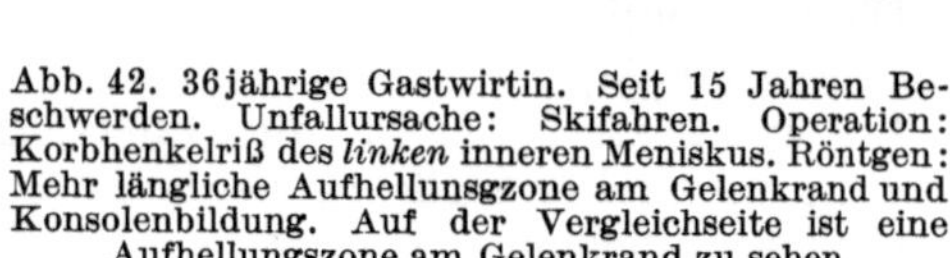

Abb. 42

Abb. 43

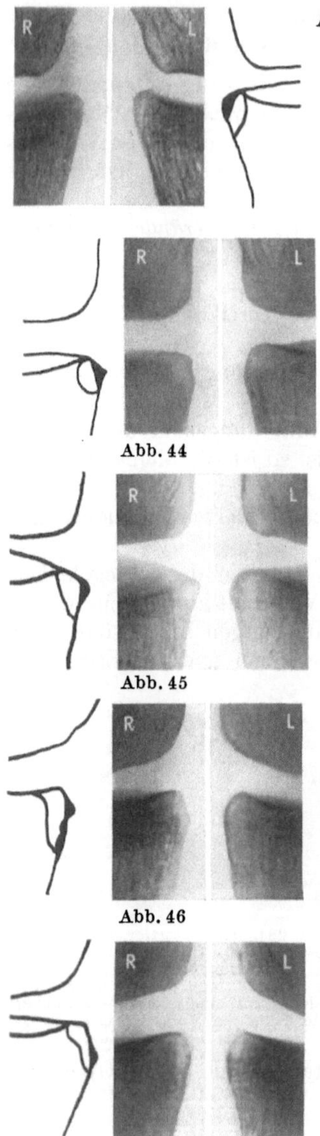

Abb. 44

Abb. 45

Abb. 46

Abb. 47

Abb. 42. 36jährige Gastwirtin. Seit 15 Jahren Beschwerden. Unfallursache: Skifahren. Operation: Korbhenkelriß des *linken* inneren Meniskus. Röntgen: Mehr längliche Aufhellunsgzone am Gelenkrand und Konsolenbildung. Auf der Vergleichseite ist eine Aufhellungszone am Gelenkrand zu sehen

Abb. 43. 40jähriger Hilfsarbeiter. Seit 3 Jahren Beschwerden. Unfallursache: Private Tätigkeit. Operation: Lappenriß am Vorderhorn und Längsriß in der Pars intermedia *rechts*. Röntgen: An der verletzten Seite findet sich eine Verdichtung der Kortikalis am Gelenkrand. Darunter ist eine mehr längliche Konsolenbildung. Auf der Vergleichseite eine Aufhellungszone am Gelenkrand

Abb. 44. 39jähriger Friseur. Seit 10 Jahren Beschwerden. Unfallursache: Skifahren. Operation: Korbhenkelriß *rechts*. Röntgen: An der verletzten Seite angedeutete spitze Konsole. Außerdem ist noch eine annähernd rundliche Aufhellungszone am Gelenkrand zu sehen. Auf der Vergleichseite sieht man nur eine Aufhellungszone

Abb. 45. 38jähriger Kraftfahrer. Seit 3 Jahren Beschwerden. Unfallursache: Sport. Operation: Korbhenkelriß *rechts*. Röntgen: Am Gelenkrand sieht man eine Aufhellungszone. Knapp unterhalb des Gelenkrandes eine kleine mehr spitze Konsole. Auf der Vergleichseite ist unterhalb des Gelenkrandes ebenfalls eine Konsole zu sehen. Die Aufhellungszone fehlt hier

Abb. 46. 24jähriger Fleischhauer. Seit 2 Jahren Beschwerden. Unfallursache: Private Tätigkeit. Operation: Längsriß in der Pars intermedia *rechts*. Röntgen: Unterhalb des Gelenkrandes sieht man eine kleine Konsole. Darunter ist die Kortikalis auf eine Länge von 4 mm verdichtet. Aufhellungszone. Auf der Vergleichseite findet sich nur die Verdichtung der Kortikalis und die Aufhellungszone. Die Konsolenbildung fehlt hier

Abb. 47. 41jährige Hausfrau. Seit 1 Jahr Beschwerden. Unfallursache: Skifahren. Operation: Korbhenkelriß *rechts*. Röntgen: Unterhalb des Gelenkrandes eine spitz ausgezogene Konsole. Am Gelenkrand eine Aufhellungszone. Auf der Vergleichseite sieht man eine Verdichtung der Kortikalis unterhalb des Gelenkrandes auf eine Länge von 8 mm

Untersuchungsergebnisse von 895 operierten Rissen des inneren Meniskus

Alter der Verletzten

Die 895 Risse des inneren Meniskus verteilen sich dem Geschlecht nach auf 773 Männer und 122 Frauen, was einem Verhältnis von 86,4 : 13,6% entspricht.

Der jüngste männliche Verletzte war 14 Jahre, der älteste 67 Jahre.
Bei den Frauen war die jüngste 15 Jahre und die älteste 53 Jahre (Tab. 3).

Tabelle 3. *Alter der Verletzten*

Alter	männlich	weiblich	gesamt
14 — 19	57 = 8%	10 = 9%	67 = 7,5%
20 — 29	213 = 26%	46 = 38%	259 = 29,0%
30 — 39	233 = 30%	32 = 26%	265 = 29,0%
40 — 49	194 = 25%	26 = 21%	220 = 25,0%
50 — 59	63 = 9%	8 = 7%	71 = 8,0%
60 — 67	13 = 2%	0	13 = 1,5%
Summe	773 = 86,4%	122 = 13,6%	895

Angeschuldigte Unfallursache

Nach den von den Verletzten angegebenen *Unfallursachen* verteilen
sich die 895 Risse des inneren Kniegelenkmeniskus auf 535 *nicht* versicherte (59,8%) und auf 360 versicherte (40,2%) Fälle (Tab. 4).

Bei den Sportlern stehen die Fußballspieler mit 156 Fällen (17,4%) an
erster Stelle, während bei den Sozialversicherungsträgern die Allgemeine
Unfallversicherungsanstalt mit 326 Arbeitsunfällen (36,4%) führend ist.

Tabelle 4. *Angeschuldigte Unfallursache bei 895 Rissen des inneren Meniskus*

Angeschuldigte Ursache	Anzahl der Fälle		gesamt
	männlich	weiblich	
Arbeit allgemein versichert	306	20	326 = 36,3%
Arbeit in der Landwirtschaft versichert	17	10	27 = 3,0%
Eisenbahn versichert	7	0	7 = 0.8%
Private Tätigkeit *nicht* versichert	194	47	241 = 26,9%
Fußballspiel *nicht* versichert	156	0	156 = 17,5%
Skisport *nicht* versichert	28	19	47 = 5,3%
Sport mit Ausnahme von Fußball und Ski *nicht* versichert	65	26	91 = 10,2%
Summe	773	122	895 = 100,0%

Der Anteil der 122 Frauen bei den einzelnen Unfallursachen ist sehr unterschiedlich. Keine Frau gab als Ursache der Meniskusverletzung Fußballspielen an. Auch bei der Arbeit bei der Eisenbahn ist keine Frau zu finden.

Tabelle 5. *Anteil der Frauen bei den verschiedenen Unfallursachen*

Unfallursache	Männer und Frauen gesamt	Anteil der Frauen davon
Arbeit allgemein versichert	326	20 = 6,1%
Arbeit in der Landwirtschaft versichert	27	10 = 37,0%
Private Tätigkeit *nicht* versichert	241	47 = 19,5%
Skisport *nicht* versichert	47	19 = 40,8%
Sport mit Ausnahme von Fußball und Ski *nicht versichert*	91	26 = 28,5%

Dauer der angegebenen Beschwerden

Beim Versicherten besteht in der Regel das Bestreben, für die Meniskusverletzung eine *versicherte Tätigkeit* verantwortlich zu machen. Vergleicht man die Angaben über die *Dauer der Meniskusbeschwerden* zwischen Versicherten und Nichtversicherten, so gelangt man zu eindrucksvollen Zahlen (Tab. 6).

Tabelle 6. *Dauer der vom Verletzten angegebenen Beschwerden*

Angeschuldigte Unfallursache	Anzahl der Fälle	Dauer der angegebenen Beschwerden in Tagen im Durchschnitt
Arbeit allgemein versichert	326	251
Arbeit in der Landwirtschaft versichert	27	507
Arbeit bei der Eisenbahn versichert	7	222
Private Tätigkeit *nicht* versichert	241	1 022
Fußballspiel *nicht* versichert	156	932
Skisport *nicht* versichert	47	2 277
Sport mit Ausnahme von Fußball und Ski *nicht* versichert	91	1 285

In ihrer Gesamtheit gaben die *Nichtversicherten* im Durchschnitt *1188 Tage* Meniskusbeschwerden an, die *Versicherten* hingegen *nur* einen Durchschnitt von *270 Tagen*. Mit anderen Worten, ein Nichtversicherter gibt eine viermal längere Zeit der Beschwerden an, als ein versicherter Arbeitsunfall.

Die in der *Landwirtschaft* tätigen Versicherten liegen mit der durchschnittlichen Dauer der angegebenen Beschwerden mit 507 Tagen *zwischen* dem Privatunfall und dem versicherten Arbeitsunfall. Dies mag wohl damit zusammenhängen, daß der Landwirt mit den Sozialversicherungsbedingungen nicht so vertraut ist wie der gewerkschaftlich gedrillte Industriearbeiter.

An Hand dieser Zahlen ersieht man deutlich, wie schwer es oft der Begutachter hat, der die Angaben der Verletzten überprüfen muß.

Es gibt bei keiner anderen Tätigkeit so viele sogenannte *Spontanverletzungen* der Menisci, d. h. die Verletzten gaben bei der Einlieferung in das Unfallkrankenhaus Wien XX an, früher *nie* Beschwerden im entsprechenden Kniegelenk gehabt zu haben, wie bei den versicherten Arbeitsunfällen.

Wie aus Tabelle 7 hervorgeht, gaben bei den 360 versicherten *Arbeitsunfällen* 58 Verletzte $= 16,1\%$ an, früher *nie* Beschwerden im Kniegelenk gehabt zu haben. Bei den 535 *Nichtversicherten* waren es hingegen nur 22 $= 3,4\%$!

Tabelle 7

Angeschuldigte Unfallursache	Anzahl der Fälle	Davon früher nie Beschwerden gehabt
Arbeit allgemein versichert	326	56
Arbeit in der Landwirtschaft versichert	27	2
Arbeit bei der Eisenbahn versichert	7	0
Summe	360	58 — 16,1%
Private Tätigkeit *nicht* versichert	241	8
Fußballspiel *nicht* versichert	156	7
Skisport *nicht* versichert	47	0
Sport mit Ausnahme von Fußball und Ski *nicht* versichert	91	7
Summe	535	22 = 3,4%

An Hand dieser Zahlen ersieht man wieder, daß in vielen Fällen die Angaben der Verletzten, besonders wenn es sich um eine *versicherte* Tätigkeit handelt, mit einer gewissen Skepsis aufgefaßt werden müssen.

Mit welcher Vorsicht die Angaben der Versicherten über die Dauer der Beschwerden zu verwerten sind, geht ebenfalls aus folgenden Zahlen hervor:

Bei der Einlieferung in das Unfallkrankenhaus Wien XX gaben 58 *Versicherte* und 22 *Nichtversicherte* an, früher *nie* Beschwerden im entsprechenden Kniegelenk gehabt zu haben.

Bei den 58 Versicherten waren bei 22 Fällen und bei den 22 Nichtversicherten bei 16 Fällen im Röntgenbild *keine* Veränderungen zu sehen. Das heißt, bei den 58 *Versicherten*, die angaben früher im Kniegelenk *nie* Beschwerden gehabt zu haben, waren nur in *37,9%* der Fälle im Röntgenbild *keine* Veränderungen zu sehen, bei den 22 *Nichtversicherten* hingegen in *72,7%*.

Form des Meniskusrisses

Die häufigste Form des Risses des inneren Meniskus, die bei unseren Arthrotomien gefunden wurde, war der Riß vom *Korbhenkeltyp* mit 65,3%. Dann folgen der Häufigkeit nach der *Längsriß* mit 22,9%, der *Lappenriß* mit 10,4% und an letzter Stelle der *Querriß* mit 1,4%.

Einen besonderen Einfluß des Alters des Verletzten auf die *Form* des Meniskusrisses konnte *nicht* gefunden werden (Tab. 8).

Tabelle 8. Form des Meniskusrisses

Alter der Verletzten	Form des Meniskusrisses				
	Korbhenkelriß	Längsriß	Lappenriß	Querriß	Gesamt
14 — 19	45	16	6	0	67
20 — 29	172	66	17	4	259
30 — 39	168	67	26	4	265
40 — 49	144	41	31	4	220
50 — 59	48	13	10	0	71
60 — 67	8	2	3	0	13
	585	205	93	12	895

Röntgenologisch sichtbare Veränderungen

Ohne Berücksichtigung der angegebenen Dauer der Beschwerden und der Unfallursache konnten von 895 Fällen bei 670 (74,9%) röntgenologisch sichtbare Veränderungen gefunden werden. Bei 225 Fällen (25,1%) waren im Röntgenbild *keine* Veränderungen zu sehen. Die Tabelle 9 zeigt die verschiedenen Arten der röntgenologisch sichtbaren Veränderungen.

Tabelle 9. *Art der röntgenologisch sichtbaren Veränderung*

Art der röntgenologisch sichtbaren Veränderung	Anzahl der Fälle
Konsolenbildung	303 = 45,2%
Verdichtung der Kortikalis	103 = 15,4%
Aufhellung......................................	58 = 8,7%
Konsolenbildung und Verdichtung der Kortikalis.....	100 = 14,9%
Konsolenbildung und Aufhellung	17 = 2,5%
Verdichtung der Kortikalis und Aufhellung	64 = 9,6%
Konsolenbildung und Verdichtung der Kortikalis und Aufhellung......................................	25 = 3,7%
	670

Ein ganz anderes Bild erhält man jedoch, wenn man berücksichtigt, daß die röntgenologisch sichtbaren Veränderungen bis zu ihrem Sichtbarwerden eine gewisse Zeit benötigen. Über den Zeitraum des Auftretens der Konsolenbildung nach einer Verletzung des Meniskus schreibt RAUBER: Die kürzeste Zeit, nach der wir gerade noch feststellbare Anlagerungen sehen konnten, waren 5 Monate nach dem Trauma.

Dauer der Ausbildung der Veränderungen

Von den 895 Fällen mit einer operativ bewiesenen Verletzung des inneren Meniskus waren bei 225 im Röntgenbild *keine* Veränderungen vorhanden.

Tabelle 10. *Dauer der angegebenen Beschwerden bei 225 Verletzten, bei denen im Röntgenbild keine Veränderungen zu sehen sind*

Dauer der Beschwerden in Tagen	Versicherte	*Nicht-*Versicherte	Gesamt	
1	22	16	38	
2 — 30	36	46	82	
31 — 60	8	13	21	
61 — 90	11	9	20	
91 — 120	3	8	11	172
121 — 150	4	2	6	
151 — 180	3	4	7	
181 — 210	1	5	6	19
211 — 240	0	0	0	
241 — 270	1	2	3	
271 — 300	0	2	2	
301 — 330	0	0	0	
331 — 360	0	0	0	
über 360	4	25	29	34
	93	132		225

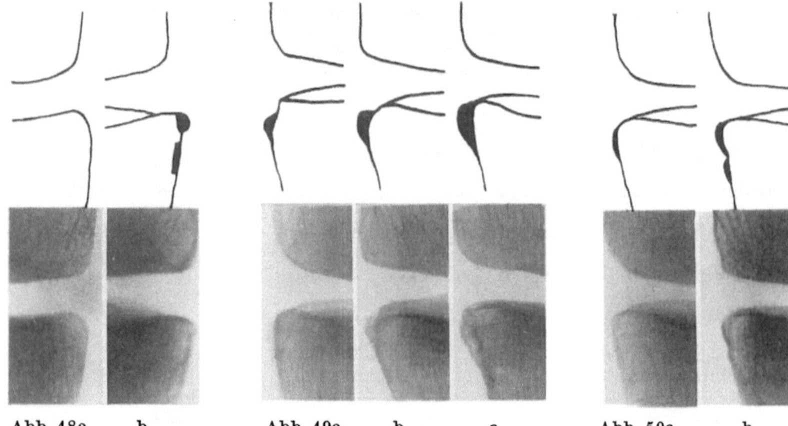

Abb. 48a   b   Abb. 49a   b   c   Abb. 50a   b

Abb. 48a u. b. 38jähriger Schlosser. Seit 2 Tagen Beschwerden. Das Röntgenbild (Abb. 48a) zeigt keine Veränderungen, die für eine Meniskusverletzung charakteristisch sind. Nach 4 Jahren wieder Beschwerden. Bei der Röntgenkontrolle (Abb. 48b) sieht man eine mehr rundliche Konsole am Gelenkrand und darunter eine Verdichtung der Kortikalis. Operation: Längsriß des inneren Meniskus am Vorderhorn

Abb. 49a—c. 23jähriger Werkzeugmacher. Seit 6 Monaten Beschwerden. Im Röntgenbild (Abb. 49a) ist eine zarte Konsole unterhalb des Gelenkrandes sichtbar, die bei den folgenden Röntgenkontrollen (Abb. 49b u. c) deutlicher wird. Operation: Korbhenkelriß des inneren Meniskus

Abb. 50a u. b. 33jähriger Hilfsarbeiter. Seit 6 Monaten Beschwerden. Im Röntgenbild (Abb. 50a), ist eine angedeutete Konsolenbildung unterhalb des Gelenkrandes sichtbar, die in der folgenden Röntgenkontrolle (Abb. 50b) an Größe zugenommen hat. Außerdem ist eine weitere kleine Konsole darunter aufgetreten. Operation: Korbhenkelriß des inneren Meniskus

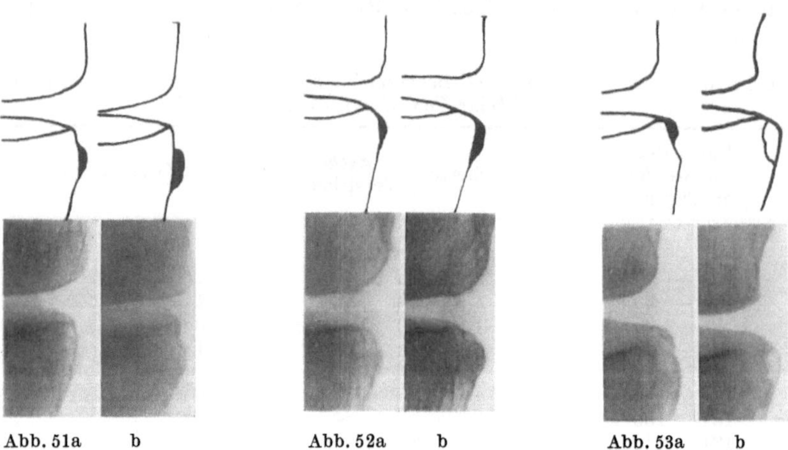

Abb. 51a   b   Abb. 52a   b   Abb. 53a   b

Abb. 51a u. b. 22jährige Kindergärtnerin. Seit 7 Monaten Beschwerden. Das Röntgenbild (Abb. 51a) zeigt eine zarte Konsole unterhalb des Gelenkrandes. 21 Monate später (Abb. 51b) ist die Konsole größer geworden. Operation: Korbhenkelriß des inneren Meniskus

Abb. 52a u. b. 29jähriger Hilfsarbeiter. Seit 6 Monaten Beschwerden. Das Röntgenbild (Abb. 52a) zeigt eine zarte Konsole knapp unterhalb des Gelenkrandes, 8 Monate später (Abb. 52b) hat die Konsole an Größe zugenommen. Operation: Längsriß des inneren Meniskus vom Vorderhorn zur Pars intermedia reichend

Abb. 53a u. b. 45jähriger Monteur. Seit 8 Monaten Beschwerden. Das Röntgenbild (Abb. 53a) zeigt eine Konsole am Gelenkrand. 1 Jahr später hat die Konsole an Größe zugenommen (Abb. 53b). In der Konsole ist atypisch eine Aufhellungszone zu sehen. Operation: Korbhenkelriß des inneren Meniskus

Von diesen 225 Verletzten gaben 172 = 76,4% an, daß sie im entsprechenden Kniegelenk Beschwerden bis zu einer Dauer von vier Monaten hatten. 19 = 8,4% gaben Beschwerden bis zu sieben Monaten und 34 Verletzte von mehr als sieben Monate an.

Man kann daher sagen, daß *nach einer Verletzung des inneren Meniskus die Veränderungen im Röntgenbild in einem Zeitraum von vier bis sieben Monaten nach der Verletzung auftreten*. Dabei ist es *ohne* Bedeutung, ob es sich um eine Konsolenbildung, um eine Verdichtung der Kortikalis, um eine Aufhellungszone oder um eine Kombinationsveränderung handelt, da alle zum Sichtbarwerden im Röntgenbild den gleichen Zeitraum benötigen.

Die Veränderungen nehmen in den folgenden Monaten an Größe zu, um nach insgesamt $1^1/_2$ bis 2 Jahren ihre endgültige Form zu erreichen. Nach dieser Zeit erfolgt *keine* Größenzunahme mehr.

Häufigkeit der Veränderungen

Die Veränderungen am *inneren* Schienbeinknorren treten, wie Tabelle 10 zeigt, vier bis sieben *Monate nach* der Meniskusverletzung im Röntgenbild auf.

Von den 895 Verletzten gaben 191 Beschwerden bis zu siebenMonaten an. Von den 704 verbleibenden Verletzten waren nur bei 34 = 4,8% *keine* Veränderungen nachweisbar.

Man kann daher sagen: *Wenn eine Verletzung des inneren Kniegelenkmeniskus sieben Monate besteht, so kommt es in 95,2% der Fälle zu röntgenologisch sichtbaren Veränderungen* am inneren Schienbeinknorren.

Diese so einfach feststellbaren Veränderungen im gewöhnlichen Röntgenbild von vorn nach hinten stellen somit einen *wichtigen Bestandteil* der Meniskusdiagnose dar.

Veränderungen bei Jugendlichen

Bei Jugendlichen, bei denen noch Wachstumfugen im Röntgenbild zu sehen sind, kommt es nach einer Meniskusverletzung in einem nicht so hohen Prozentsatz zu röntgenologisch sichtbaren Veränderungen wie bei den Erwachsenen, eine Tatsache, auf die man bei der Beurteilung des Röntgenbildes zu achten hat.

In unserem Material waren 26 Verletzte im Alter von 14 bis 17 Jahren, bei denen eine *Verletzung* des inneren Meniskus vorlag und die noch *Wachstumfugen* hatten. Bei 15 von diesen 26 Jugendlichen waren im Röntgenbild keine Veränderungen am inneren Schienbeinknorren zu sehen. 11 von diesen 15 Jugendlichen gaben an, daß sie bis zu sieben Monaten Beschwerden im Kniegelenk hatten, während vier Verletzte über sieben Monate dauernde Beschwerden angaben.

Während bei den *Erwachsenen,* wenn man die ersten sieben Monate nach der Verletzung ausscheidet, in *95,2%* im Röntgenbild Veränderungen zu sehen waren, ist dies bei *Jugendlichen,* bei denen noch Wachstumfugen vorhanden sind, in *nur 73,4%* der Fall.

Wann kann das gewöhnliche Röntgenbild *nicht* zur Diagnose einer Verletzung des inneren Meniskus verwendet werden?

Die *einzige* Ausnahme, bei der die gewöhnlichen Röntgenbilder von vorne nach hinten *nicht* zur Diagnose einer Verletzung des inneren Meniskus verwendet werden können, ist dann, wenn im Bereich des Kniegelenkes bereits eine *Arthrose* auch nur geringen Grades besteht.

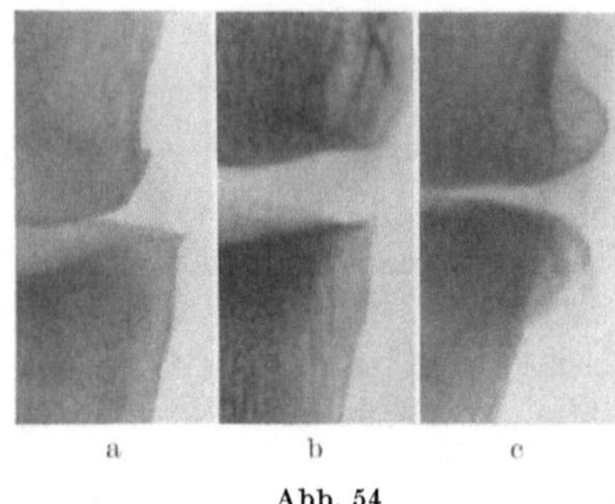

Abb. 54

Abb. 54a bis c. Verschieden stark ausgebildete arthrotische Veränderungen am inneren Gelenkrand. Die Konsolenbildung nach einer Meniskusverletzung ist nie so scharf und spitz ausgezogen wie bei einer Arthrose (Abb. 54a u. b) und auch nie so groß (Abb. 54c). Außerdem sind bei einer Arthrose in der Regel Veränderungen am inneren Oberschenkelknorren vorhanden

In diese Gruppe fallen jedoch nur wenige Fälle, da die Meniskusverletzung in der Regel jüngere Leute betrifft.

Einfluß der Meniskusrißform auf die Form der Veränderungen

Da wir, wie vorhin beschrieben, verschiedene Formen von Veränderungen am inneren Schienbeinknorren gefunden haben, lag die Frage nahe, ob die Form des Meniskusrisses einen *Einfluß* auf die Form der Veränderungen hat.

Von 895 Rissen des inneren Meniskus waren *ohne* Berücksichtigung der Dauer der Beschwerden bei 670 Fällen röntgenologisch sichtbare Veränderungen nachweisbar, bei 225 Fällen waren *keine* Veränderungen vorhanden.

Vergleicht man die Prozentzahlen von Tabelle 9 und 11, so kann man sagen, daß keine *wesentlichen* Unterschiede zwischen den einzelnen Meniskusrißformen und den röntgenologischen Veränderungen bestehen.

Die *Form* des Meniskusrisses hat somit *keinen* Einfluß auf die Art der röntgenologisch sichtbaren Veränderung.

Tabelle 11. *Form der röntgenologischen Veränderungen und Meniskusrißform bei 670 Fällen*

Form der röntgenologischen Veränderung	Meniskusrißform			
	Längs- riß	Korbhenkel- riß	Lappen- riß	Quer- riß
Konsolenbildung 303 Fälle	69 = 23%	190 = 63%	35 = 12%	5 = 2%
Verdichtung der Kortikalis 103 Fälle	28 = 27%	61 = 59%	12 = 12%	2 = 2%
Aufhellung 58 Fälle	12 = 21%	42 = 72%	4 = 7%	0 = 0%
Konsolenbildung und Verdichtung der Kortikalis 100 Fälle	24 = 24%	69 = 69%	6 = 6%	1 = 1%
Konsolenbildung und Aufhellung 17 Fälle	3 = 18%	10 = 58%	4 = 24%	0 = 0%
Verdichtung der Kortikalis und Aufhellung 64 Fälle	23 = 36%	36 = 56%	4 = 6%	1 = 2%
Konsolenbildung, Verdichtung der Kortikalis und Aufhellung 25 Fälle	7 = 28%	15 = 60%	3 = 12%	0 = 0%
670 Fälle	166 = 25%	423 = 63%	72 = 11%	9 = 1%

Tabelle 12. *Meniskusrißform bei 225 Fällen, bei denen im Röntgenbild keine Veränderungen zu sehen sind*

Anzahl der Fälle	Meniskusrißform			
	Längs- riß	Korbhenkel- riß	Lappen- riß	Quer- riß
225	39 = 18%	162 = 72%	21 = 9%	3 = 1%

Rückbildung der Veränderungen nach der Meniskusoperation

Sämtliche Verletzte, die im Unfallkrankenhaus Wien XX wegen einer Meniskusverletzung operiert wurden, werden routinemäßig nach fünf Jahren nachuntersucht. Bei der Nachuntersuchung werden immer Röntgenbilder *beider* Kniegelenke angefertigt, um Veränderungen wie Arthrose, Kalkgehalt der Knochen usw. zu ersehen.

Ich habe jene Fälle, die für diese Arbeit ausgewertet wurden und von denen Röntgenaufnahmen von der Nachuntersuchung vorlagen, dahin durchgesehen, ob nach der *Teilentfernung* des verletzten Meniskus die röntgenologisch sichtbaren Veränderungen verschwinden oder sich verkleinern oder vergrößern.

Dabei konnte ich feststellen, daß die röntgenologisch sichtbaren Veränderungen auch nach der Teilentfernung des Meniskus *unverändert* bleiben. *Diese Tatsache ist für die Begutachtung von großer Bedeutung.* Darauf wird im Kapitel Begutachtung näher eingegangen.

Äußerer Meniskus

Formen der röntgenologisch sichtbaren Veränderungen nach einer Verletzung des äußeren Meniskus

Nach einer Verletzung des äußeren Meniskus kommt es in der Regel nach einer bestimmten Zeit zu typischen Veränderungen am äußeren Schienbeinknorren. Diese Veränderungen haben aber eine *andere* Form als die, die nach einer Verletzung des inneren Meniskus zu sehen sind.

Während nach einer Verletzung des *inneren* Meniskus drei *Grundformen* von Veränderungen, nämlich die Konsolenbildung, die Verdichtung der Kortikalis und die Aufhellungszone, auftreten, findet sich nach einer Verletzung des äußeren Meniskus *nur* die Konsolenbildung.

Konsolenbildung

Die Konsolen am *äußeren* Schienbeinknorren sind in der Regel *größer* als am inneren. Sie beginnen *nie* am Gelenkrand oder knapp darunter, sondern sind meistens von der Gelenkfläche mindestens 5 mm entfernt.

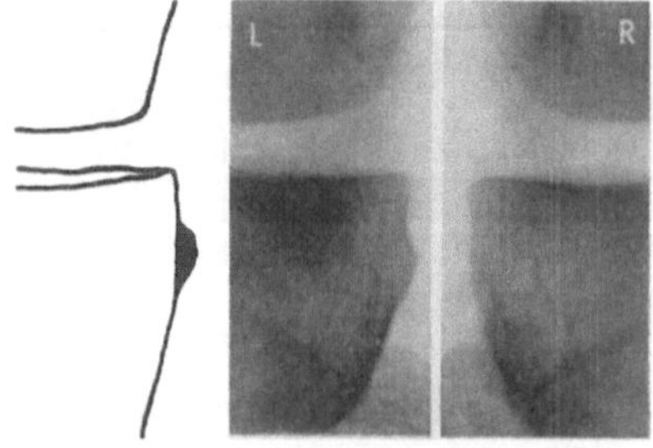

Abb. 55. 23jähriger Werkzeugmacher. Seit 1½ Jahren Beschwerden. Unfallursache: Private Tätigkeit. Operation: Längsriß im Vorderhorn links. Röntgen: 5 mm unterhalb des Gelenkrandes eine mehr längliche Konsole

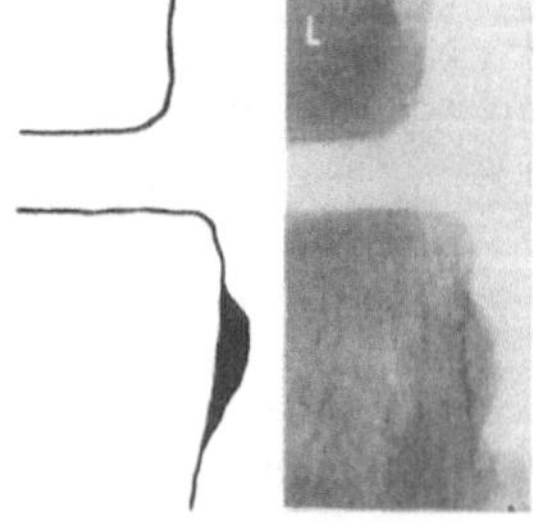

Abb. 56. 25jähriger Kraftfahrer. Seit 8 Monaten Beschwerden. Unfallursache: Private Tätigkeit. Operation: Korbhenkelriß links. Röntgen: 5 mm unterhalb des Gelenkrandes eine 10 mm lange Konsole mit einer Breite bis zu 3 mm

Die *Form* der Konsolen ist eine mehr längliche; auch tragen sie nie Wülste. Es sind immer nur *eine* und nie mehrere Konsolen gleichzeitig vorhanden.

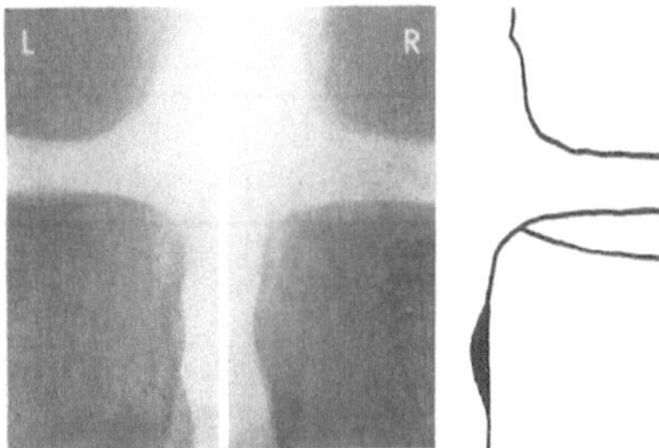

Abb. 57. 22jähriger Schleifer. Seit 2 ½ Jahren Beschwerden. Unfallursache: Fußballspielen. Operation: Korbhenkelriß rechts. Röntgen: Mehr flache Konsolenbildung unterhalb des Gelenkrandes

Untersuchungsergebnisse von 83 operierten Rissen des äußeren Meniskus

Alter der Verletzten

Die 83 operierten Risse des äußeren Meniskus verteilen sich dem Geschlecht nach auf 60 Männer und 23 Frauen, was einem Verhältnis von 72% : 28% entspricht.

Der jüngste männliche Verletzte war 15 Jahre, der älteste 58 Jahre. Bei den Frauen war die jüngste 16 Jahre und die älteste 48 Jahre (Tab. 13).

Tabelle 13. *Alter der Verletzten*

Alter	männlich	weiblich	gesamt
15 — 19	8	4	12 = 14,5%
20 — 29	25	3	28 = 33,8%
30 — 39	11	9	20 = 24,0%
40 — 49	11	7	18 = 21,7%
50 — 58	5	0	5 = 6,0%
Summe	60	23	83

Während die Risse des inneren Meniskus vor allem während des vierten Lebensjahrzehntes auftreten, findet man die meisten Risse des äußeren Meniskus während des dritten Lebensjahrzehntes.

Angeschuldigte Unfallursache

Nach den von den Verletzten angegebenen *Unfallursachen* verteilen sich die 83 Risse des äußeren Kniegelenkmeniskus auf 49 *nicht* versicherte (59%) und auf 34 versicherte (41%) Fälle (Tab. 14).

Bei den Sportlern stehen die Fußballspieler mit 13 Fällen (15,7%) an erster Stelle, während bei den versicherten Unfällen die Allgemeine Unfallversicherungsanstalt mit 31 Arbeitsunfällen (37,3%) führend ist.

Bei der von den Verletzten angegebenen Unfallursache liegen beim äußeren Meniskus annähernd die gleichen Zahlen vor wie beim inneren Meniskus.

Tabelle 14.

Angeschuldigte Unfallursache bei 83 Rissen des äußeren Meniskus

Angeschuldigte Ursache	Anzahl der Fälle		gesamt
	männlich	weiblich	
Arbeit allgemein versichert	24	7	31 = 37,3%
Arbeit in der Landwirtschaft versichert	1	1	2 = 2,4%
Arbeit bei der Eisenbahn versichert	1	0	1 = 1,2%
Private Tätigkeit *nicht* versichert	13	9	22 = 26,6%
Fußballspiel *nicht* versichert	13	0	13 = 15,7%
Skisport *nicht* versichert	4	3	7 = 8,4%
Sport mit Ausnahme von Fußball und Ski *nicht* versichert	4	3	7 = 8,4%
Summe	60	23	83 = 100,0%

Tabelle 15.

Dauer der vom Verletzten angegebenen Beschwerden

Angeschuldigte Unfallursache	Anzahl der Fälle	Dauer der angegebenen Beschwerden in Tagen im Durchschnitt
Arbeit allgemein versichert	31	419
Arbeit in der Landwirtschaft versichert	2	1670
Arbeit bei der Eisenbahn versichert	1	169
Private Tätigkeit *nicht* versichert	22	1624
Fußballspiel *nicht* versichert	13	929
Skisport *nicht* versichert	7	2019
Sport mit Ausnahme von Fußball u. Ski *nicht* versichert	7	2030

Dauer der angegebenen Beschwerden

Auch bei der Verletzung des äußeren Meniskus besteht bei der *Dauer* der angegebenen Beschwerden zwischen Versicherten und *Nichtversicherten* ein *großer* Unterschied (Tab. 15).

In ihrer Gesamtheit gaben die *Nichtversicherten* im Durchschnitt *1533 Tage* Meniskusbeschwerden an (innerer Meniskus 1188 Tage), die *Versicherten* hingegen *nur* einen Durchschnitt von *485 Tagen* (innerer Meniskus 270 Tage).

Dauer der Ausbildung der Veränderungen

Von den 83 operativ bewiesenen Fällen mit einer Verletzung des äußeren Meniskus waren bei 24 im Röntgenbild *keine* Veränderungen zu sehen.

Von diesen 24 Verletzten gaben 20 = 83,3% an, daß sie Beschwerden im entsprechenden Kniegelenk bis zu einer Dauer von sechs Monaten hatten.

Man kann daher sagen, daß *nach einer Verletzung des äußeren Meniskus die im Röntgenbild sichtbaren Veränderungen am äußeren Schienbeinknorren nicht vor sechs Monaten nach der Verletzung auftreten.*

Die Veränderungen nehmen in den folgenden Monaten noch an Größe zu, um genauso wie beim inneren Meniskus nach $1^1/_2$ bis 2 Jahren ihre endgültige Größe zu erreichen.

Häufigkeit der Veränderungen

Die Veränderungen treten am äußeren Schienbeinknorren *nicht* vor sechs Monaten nach der Meniskusverletzung im Röntgenbild auf.

Von den 83 Verletzten gaben 20 Beschwerden bis zu sechs Monaten an. Bei den verbleibenden 63 Verletzten waren nur bei 4 = 6,3% im Röntgenbild *keine* Veränderungen nachweisbar.

Man kann daher sagen: *Besteht eine Verletzung des äußeren Kniegelenkmeniskus länger als sechs Monate, so kommt es in 93,7% der Fälle zu röntgenologisch sichtbaren Veränderungen am äußeren Schienbeinknorren.*

Diese so einfach feststellbaren Veränderungen im gewöhnlichen Röntgenbild von vorne nach hinten stellen somit einen *wichtigen Bestandteil der Meniskusdiagnose* dar.

Rückbildung der Veränderungen nach der Meniskusoperation

Wie beim inneren Meniskus kommt es auch beim äußeren Meniskus nach der Teilentfernung zu *keiner* Veränderung der Konsolenbildung im Röntgenbild. Sie bleibt unverändert bestehen und stellt somit ein *wichtiges* Hilfsmittel für die Begutachtung dar.

Form des Meniskusrisses

Beim äußeren Meniskus ist wie beim inneren der Riß vom *Korbhenkeltyp* die häufigst vorkommende Verletzungsart mit 42,2%. Dann folgt der *Längsriß* mit 34,9%, der *Lappenriß* mit 19,3% und an letzter Stelle der Querriß mit 3,6%.

Auch beim äußeren Meniskus konnte kein besonderer Einfluß des Alters auf die Rißform gefunden werden (Tab. 16).

Tabelle 16. *Form des Meniskusrisses*

Alter der Verletzten	Meniskusrißform				Gesamt
	Längs-riß	Korbhenkel-riß	Lappen-riß	Quer-riß	
15 — 19	3	5	3	1	12
20 — 29	12	11	4	1	28
30 — 39	6	9	5	0	20
40 — 49	7	6	4	1	18
50 — 58	1	4	0	0	5
	29 = 34,9%	35 = 42,2%	16 = 19,3%	3 = 3,6%	83

Veränderungen im Röntgenbild bei Meniskuszysten

Nach den Angaben in der Literatur ist das Vorkommen der Zysten des äußeren Meniskus zu denen des inneren wie 7 : 1.

Haben die Meniskuszysten eine gewisse Größe erreicht, so kommt es durch den vermehrten Druck auf den Schienbeinrand zu einer mehr oder minder großen *Usur* des Knochens. Die Usur liegt *immer unterhalb* des Gelenkrandes.

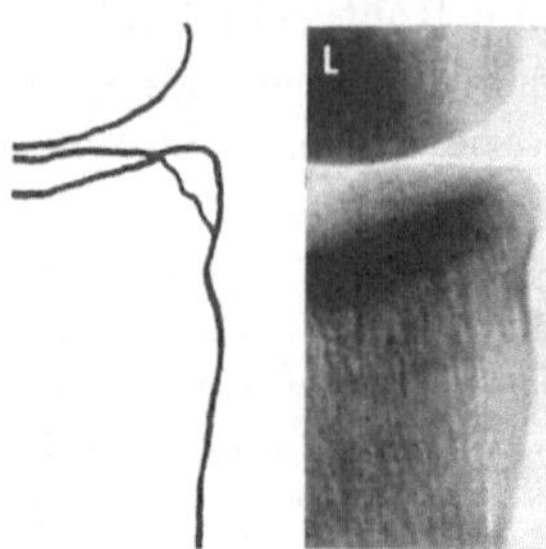
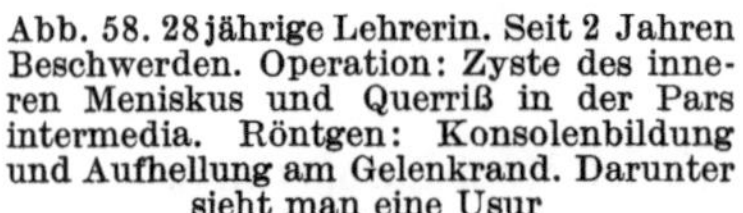
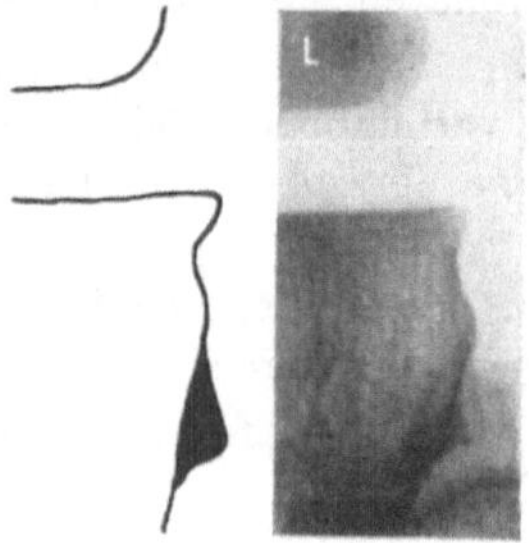

Abb. 58. 28jährige Lehrerin. Seit 2 Jahren Beschwerden. Operation: Zyste des inneren Meniskus und Querriß in der Pars intermedia. Röntgen: Konsolenbildung und Aufhellung am Gelenkrand. Darunter sieht man eine Usur

Abb. 59. 56jähriger Hilfsarbeiter. Seit 6 Jahren Beschwerden. Operation: Zyste des äußeren Meniskus und Korbhenkelriß. Röntgen: Knapp unterhalb des Gelenkrandes findet sich eine Usur. Unterhalb der Usur eine mehr längliche Konsole

Besteht gleichzeitig ein Meniskusriß, so finden sich neben der Usur noch die typischen röntgenologisch sichtbaren Veränderungen, wie sie bei der Meniskusverletzung gefunden werden.

Begutachtung

Für die Begutachtung, ob der angeschuldigte Unfall die Meniskusverletzung hervorgerufen hat, sind folgende Punkte von Bedeutung:

1. Nach einer Verletzung des *inneren* Meniskus kommt es in 95,2% der
Fälle in einem Zeitraum von *vier bis sieben Monaten* zu röntgenologisch
sichtbaren Veränderungen am inneren Schienbeinknorren.

2. Nach einer Verletzung des *äußeren* Meniskus sind die Veränderungen
am äußeren Schienbeinknorren nicht vor *sechs Monaten* im Röntgenbild
zu sehen. Die Veränderungen sind dann in 93,7% der Fälle nachweisbar.

3. Auch nach der Teilentfernung des Meniskus kommt es zu *keiner
Rückbildung* dieser einmal aufgetretenen Veränderungen.

Gibt ein Verletzter z.B. an, vor dem angeschuldigten Unfall nie Beschwerden im entsprechenden Kniegelenk gehabt zu haben, und sind im
gewöhnlichen Röntgenbild bereits *Veränderungen* nachzuweisen, so ist
ein *Unfallzusammenhang abzulehnen.*

Beispiel für ein Gutachten bei einer Meniskusverletzung:

Betrifft: Rudolf L., geb. 28. 8. 1914
Am 11. 1. 1963 rutschte L. beim Aufladen einer ungefähr 160 kg schweren Kiste
auf eine Rodel mit der rechten Hand ab und verriß sich dabei das linke Kniegelenk.
Der Unfall ereignete sich um 14,30 Uhr. L. arbeitete noch bis Dienstschluß um
17,00 Uhr weiter, obwohl er das linke Knie nicht ganz strecken konnte. Am nächsten
Tag habe L. noch von 6,00 bis 8,00 Uhr gearbeitet, obwohl das linke Knie ge-
schwollen war und nicht ganz gestreckt werden konnte. Dann suchte L. einen Arzt
auf, der eine Verletzung des inneren Meniskus feststellte. Zu einer Operation kann
sich L. nicht entschließen.

L. gibt an, daß er außer einer Prellung des linken Kniegelenkes vor ungefähr
10 Jahren *nie* Beschwerden oder Einklemmungserscheinungen im linken Kniegelenk
gehabt habe.

Auf den beigebrachten Röntgenaufnahmen des linken Kniegelenkes von L. vom
2. 2. 1963 sieht man am inneren Schienbeinknorren am Gelenkrand eine *Verdichtung* der Kortikalis und darunter eine *Konsole.* Diese Tatsache ist auch im Röntgenbefund von Herrn Dr. X. vermerkt.

Die gleichen Veränderungen finden sich auch auf den Röntgenaufnahmen, die
anläßlich der Begutachtung am 5. 10. 1963 gemacht wurden. Auf der Vergleichs-
seite sind *keine* Veränderungen zu sehen.

Vom Zeitpunkt der auslösenden Schädigung bis zum röntgenologischen Sichtbarwerden der Veränderungen am Knochen nach einer Verletzung des inneren
Meniskus müssen *mindestens* vier Monate vergehen.

Da sich nach L.s Angaben der angeschuldigte Unfall am 11. 1. 1963 ereignete
und auf den Röntgenaufnahmen vom 2. 2. 1963 — also nach 22 Tagen — bereits
Veränderungen am inneren Schienbeinknorren zu sehen sind, kann man sagen, daß
schon *vor* dem angeschuldigten Unfall eine Meniskusverletzung vorlag, die zu den
oben beschriebenen Veränderungen führte.

Ein Zusammenhang zwischen der Meniskusverletzung und dem Arbeitsunfall
vom 11. 1. 1963 ist daher *abzulehnen.*

Auch die Tatsache, daß es *nach der Meniskusoperation* zu *keiner* Rückbildung der einmal aufgetretenen Veränderungen am Knochen kommt,
bietet viele Vorteile zur Klärung von Unfallzusammenhangsfragen bei
der Begutachtung.

Sind z.B. bei der Begutachtung — gleichgültig, nach welchem Zeitraum nach der Verletzung oder Operation diese erfolgt — auf den Röntgenbildern Veränderungen zu sehen und ist die Meniskusoperation beim

inneren Meniskus bis zu vier Monaten nach dem angeschuldigten Unfallereignis erfolgt, so kann man sagen, daß schon *vor* dem angeschuldigten Unfall eine Meniskusverletzung vorlag und diese nicht auf den angeschuldigten Unfall zurückzuführen ist.

Dieser Leitsatz stützt sich auf die Erkenntnisse, daß die Veränderungen nach einer Verletzung des inneren Meniskus nicht *vor* 4 Monaten auftreten und daß die Veränderungen im Röntgenbild auch nach der Operation *unverändert* bestehenbleiben.

Bei einer Verletzung des äußeren Meniskus ist sinngemäß ein Zeitraum von sechs Monaten anzunehmen.

Ursache der Veränderungen nach einer Meniskusverletzung

Die Ursache dieser röntgenologisch sichtbaren Veränderungen am Schienbeinrand, der dem Meniskus entspricht, ist wohl darin zu suchen, daß durch die Meniskusverletzung die statischen Verhältnisse im Kniegelenk geändert werden.

Dadurch kommt es zu einer *unterschiedlichen* Anspannung der Kapsel und als Folge dieses Reizes zu diesen Veränderungen am Knochen, die *alle* im Bereich der Kapselansatzstellen liegen.

Literatur

Barucha, E.: Unsere Erfahrungen über den Wert des Rauberschen Röntgen-Zeichens bei der Meniskusdiagnose. Mschr. Unfallheilk. **63**, 370—378 (1960).

Böhler, L.: Technik der Knochenbruchbehandlung, 12. u. 13. Auflg. Wien: Maudrich 1957.

Bürkle de la Camp, H.: Meniskusverletzung und Meniskusschaden. Wien. med. Wschr. **107**, 896—899 (1957).

Jonasch, E.: Das Kniegelenk. Diagnose und Therapie seiner Verletzungen und Erkrankungen. Berlin: Walter de Gruyter 1964.

—, Unfallchirurgische Operationen. Berlin: Walter de Gruyter 1965.

Köhler-Zimmer: Grenzen des Normalen und Anfänge des Pathologischen im Röntgenbild des Skelettes. 9. Auflg. Stuttgart: Georg Thieme 1953.

Löwe, H.: Beitrag zur Diagnostik der Meniskusverletzungen des Kniegelenkes unter besonderer Berücksichtigung des Rauberschen Röntgenzeichens. Zbl. Chir. **87**, 721—730 (1962).

Rahrig, H.: Wie verläßlich sind die Symptome der Meniskusverletzung und des Meniskusschadens? Beitr. Orthop. Traum. **10**, 132—136 (1963).

Rauber, A.: Ein wenig bekanntes Röntgensymptom bei älteren Meniskusaffektionen. Z. Unfallmed. Berufskr. **37**, 168—172 (1944).

Scharizer, E.: Fehler bei der Diagnose von Meniskusverletzungen. Mschr. Unfallheilk. **60**, 4—17 (1957).

Schinz-Baensch-Friedl-Uehlinger: Lehrbuch der Röntgendiagnostik. 2. Auflage. Stuttgart: Georg Thieme 1952.

Unger, H.: Die Differentialdiagnose der Kniegelenkserkrankungen. Beitr. Orthop. Traum. **10**, 126—130 (1963).

Vater, W.: Das Raubersche Zeichen in der Meniskusdiagnostik. Beitr. Orthop. Traum. **9**, 370—375 (1962).

Zippel, H.: Meniskusschäden und Meniskusverletzungen. Arch. orthop. Unfall-Chir. **56**, 236—247 (1964).

Auswertung und Dokumentation traumatischer Wirbelsäulenschäden

Dr. O. KONECZNY

Kreiskrankenhaus Bad Hersfeld, Chirurgische Abteilung (Dr. W. STENGEL)

Mit 46 Abbildungen

Die Wirbelsäule stellt ein komplexes Gebilde von statischen und dynamischen Elementen dar. Ihre Verletzung betrifft nicht nur den jeweils geschädigten Wirbelkörper, sondern umfaßt stets ganze Bewegungselemente und wirkt sich letztlich auf die Motorik des gesamten Organismus aus.

Trotz der Fortschritte in der Diagnostik — vor allem einer verfeinerten Röntgentechnik — und trotz aller Möglichkeiten, die heute zur Behandlung von Wirbelsäulenverletzten — z. B. in den Zentren für Querschnittsgelähmte — zur Verfügung stehen, wirft jeder Wirbelbruch eine Reihe von Problemen der Behandlung und der Begutachtung auf.

Zur Frage der Behandlung flackert immer wieder der von MAGNUS und BÖHLER 1929 bzw. 1930 inaugurierte Streit auf, ob ein komprimierter Wirbelkörper aufgerichtet werden soll oder nicht. Wird er aufgerichtet, so steht man vor der Entscheidung: Langsame Reposition in der Rauchfuss'schen Hängelage oder plötzliche Reposition im ventralen oder dorsalen Durchhang nach BÖHLER.

Zur Frage der Begutachtung von Wirbelsäulenverletzten sei nur der Hinweis von JUNGHANNS auf die drei wohl häufigsten Fehlerquellen erwähnt: Die Fehldeutung von Röntgenaufnahmen, das Übersehen von Vorschäden und schließlich die falsche Einschätzung von erkannten Vorschäden. — Osteoporose, Spondylosis deformans, Chondrosis intervertebralis, der Bandscheibenprolaps und vieles mehr erscheinen bei der Begutachtung unter der Rubrik „unfallunabhängig" fast regelmäßig, niemand aber vermag ihren Einfluß auf den Heilverlauf, auf die subjektiven Beschwerden und schließlich auf die Rente exakt festzulegen.

Wir haben den Versuch unternommen, mit Hilfe des Elektronengehirns denkbare Korrelationen zwischen dem Alter des Wirbelsäulenverletzten, der Lokalisation der Fraktur, dem Grad der subjektiven Beschwerden und einer Reihe weiterer wichtiger Faktoren statistisch zu erfassen. Eine Lösung all dieser Probleme ist von der Statistik nicht zu erwarten, die konkrete unbestechliche Zahl aber hat schon manche Illusion zerstört und zu Überlegungen Anlaß gegeben, die möglicherweise einen neuen Weg weisen.

Um gleich die erste Ernüchterung zu erwähnen, die uns das eigene Zahlenmaterial beigebracht hat: Die im Böhler-Gipskorsett behandelten Wirbelsäulenfrakturen weisen im Durchschnitt schlechtere Ergebnisse auf, als die nach Magnus funktionell behandelten. Ursprünglich beweisen wollten wir eigentlich das Gegenteil. — Dennoch ist diese ursprüngliche Absicht begründet. Man muß nur einige Differenzierungen treffen, die Lokalisation der Fraktur, das Alter des Verletzten, den traumatischen Bandscheibenschaden etc. einbeziehen, dann läßt sich dieser scheinbare Widerspruch recht gut erklären. Es ist nicht gleichgültig, ob ein Verletzter mit einem Brustwirbelsäulenbruch in ein Gipskorsett gesteckt wird, oder ein Verletzter mit einer Lendenwirbelsäulenfraktur. Gelenknahe Frakturen der Extremitäten werden ja auch völlig anders behandelt, als gelenkferne Schaftbrüche, dementsprechend werden andere Ergebnisse erwartet. — Wenn das Gelenk der Wirbelsäule —der lumbodorsale Übergang — beschädigt ist, so ist eine andere Therapie notwendig, als bei einem Wirbelkörperschaden in dem relativ starren Brustabschnitt. Wird das nicht berücksichtigt, so konkurrieren in den Endergebnissen nicht die Behandlungsmethoden, sondern die falschen Indikationen. — Auch aus dieser Erkenntnis mußten wir Konsequenzen ziehen. — Es soll also nicht verwundern, wenn in der Gegenüberstellung der einzelnen Gruppen die eine oder andere Behandlungsmethode angegeben ist, die später als kontraindiziert gebrandmarkt wird. In unserer bisher angewandten Therapie lag nicht die Absicht, den Vorteil der einen gebenüber der anderen Methode zu beweisen. Tatsächlich haben wir der Behandlung nach Böhler den Vorrang gegeben und werden das auch weiterhin tun, allerdings aufgrund der hier vorliegenden Untersuchung unter strengerer Indikation und mit längerer Ruhigstellung.

Wir sehen nicht unbedingt einen Nachteil in der Gegenüberstellung zweier Behandlungsmöglichkeiten, die ohne die Absicht einer vergleichenden Wertung angestellt wurden. Führt man einen solchen Vergleich in beabsichtigten Testserien durch, so liegen die Endergebnisse oft dem eigenen Wunsch bei Beginn der Behandlung näher als der Objektivität.

Methode

Wie läßt sich nun Zahlenmaterial zu einem so komplexen Geschehen gewinnen, wie es ein Wirbelsäulenbruch darstellt? Um ein statistisch homogenes Kollektiv zusammen zu bringen, haben wir nur die Kompressionsfrakturen der Brust- und Lendenwirbelsäule in Betracht gezogen, bei denen eine im Röntgenbild meßbare Höhenverminderung vorliegt. Dabei bieten sich für die zahlenmäßige Auswertung zunächst an:

1. Zeitangaben

a) Alter des Verletzten
b) Dauer der Arbeitsunfähigkeit
c) Dauer der stationären Behandlung
d) Dauer der Bettruhe
e) Dauer der Ruhigstellung in Gips.

In gleicher Weise läßt sich die

2. Berentung

in Prozentzahlen und der entsprechenden Dauer leicht verwerten. Geeignet dafür sind hauptsächlich solche Fälle, die als berufsgenossenschaftliches Heilverfahren geführt und dementsprechend exakt nachuntersucht wurden. Bei der Auswertung von 156 Fällen wurden zur Feststellung des Endzustandes auch Gutachten von privaten Versicherungsgesellschaften oder anderen Institutionen zu Hilfe genommen. Von den 253 Wirbelsäulenkompressionsfrakturen in den Jahren 57 bis 64 konnte auf diese Weise eine recht repräsentative Anzahl erfaßt und ausgewertet werden.

Weitere Zahlen sind in der

3. Lokalisation der Fraktur

und in der

4. Höhenverminderung

des betroffenen Wirbelkörpers enthalten. Um nicht in Bruchzahlen rechnen zu müssen, wurde die Höhenverminderung — gemessen am Röntgenbild — in Millimetern angegeben, und zwar zum Vergleich jeweils in 3 Werten:

  a) Bei der Aufnahme (U = am Unfalltag),
  b) bei Abschluß der Behandlung (A = Abschluß) und
  c) der Endzustand bei der letzten Untersuchung (E = Endzustand).

Absolut genommen bedeuten diese Zahlen nicht viel; sie sind vielmehr nur als Ausdruck der Gewalt des Traumas aufzufassen und in Relation zu dem betroffenen Wirbelkörper zu betrachten. Außerdem erlauben sie eine Aussage über den Wert der angewandten Behandlungsmethoden, insbesondere über deren Endresultat in Abhängigkeit zu der Höhenverminderung des komprimierten Wirbelkörpers.

5. Lokalisation

Der Lokalisation des geschädigten Wirbelkörpers haben wir in unseren endgültigen Schemen einen breiten Platz einräumen müssen; Gründe dafür sind oben schon erörtert. Entsprechend ihrer physiologischen Bedeutung wurde dabei die obere BWS in die Gruppen BWK 1—3 und 4—6, die untere BWS in BWK 7—9 und 10—12 unterteilt. Der erste LWK mußte gesondert betrachtet werden. Die LWK 2—5 ließen sich wieder in einer Gruppe zusammenfassen.

Diese Aufteilung erwies sich als brauchbar, wenn auch im Einzelfall — nämlich dann, wenn mehrere benachbarte Wirbelkörper betroffen waren — die Höhenverminderung eines Wirbelkörpers eine Gruppe höher oder tiefer lokalisiert werden mußte; bei der endgültigen Betrachtung in Bewegungssegmenten spielt diese Verschiebung statistisch keine Rolle.

6. Subjektive Beschwerden

bei der letzten Nachuntersuchung haben wir in fünf Grade unterteilt, wobei bedeuten:

    0 = keine Beschwerden
    1 = leichte Beschwerden
    2 = mittelgradige Beschwerden
    3 = starke Beschwerden
    4 = sehr starke Beschwerden.

Es erübrigt sich wohl in diesem Zusammenhang, auf die vielen Fehlerquellen wie Über- oder Untertreibung hinzuweisen. Dennoch haben sich bei der Auswertung interessante Gesichtspunkte ergeben, insbesondere über die Abhängigkeit der subjektiven Beschwerden vom Alter und z. B. von der Tatsache, ob es sich bei dem Unfallereignis um einen Betriebsunfall oder einen privaten Unfall gehandelt hat.

Diese Fragen und eine Reihe organischer Wirbelsäulenveränderungen haben wir durch „Ja-Nein"-Antworten zahlenmäßig erfaßt. (Ja = 1; Nein = 0) — So interessierte z. B. die Frage nach dem

7. Bandscheibenschaden

im Röntgenbefund, und zwar

    a) am Unfalltag (= U) und
    b) im Endzustand (= E).

In gleicher Weise ließen sich

8. Deformierungen

der Wirbelsäule im Endzustand festlegen, wie

    a) Skoliosen und
    b) Kyphosen,

die bei Beginn der Behandlung nicht festgestellt worden waren. Schließlich ist die

9. Bewegungseinschränkung

der Wirbelsäule noch zahlenmäßig gut verwertbar und in Beziehung sowohl zum objektiven Befund als auch zu den subjektiven Beschwerden zu bringen, zumal wenn der Fingerkuppenbodenabstand — gemessen in Zentimetern — und die seitlichen Einschränkungen — in Bruchzahlen der Norm — in

    a) aktiv und
    b) passiv

unterteilt werden.

Insgesamt erhielten wir auf diese Weise pro Patient mehr als 40 Daten, die sich statistisch auswerten lassen. — Eliminiert werden dadurch automatisch alle extremen Fälle. Um dennoch vom Endresultat auf den jeweiligen Ausgangspunkt Rückschlüsse ziehen zu können, wurde von jedem Krankenblatt ein übersichtlicher Auszug angefertigt, in dem darüber hinaus Angaben zu verschiedenen Themen enthalten sind. Um nur einige zu erwähnen:

a) Röntgenologisch nachweisbare unfallunabhängige Veränderungen.

b) Anderweitige unfallbedingte oder unfallunabhängige Erkrankungen und schließlich den

c) Unfallmechanismus. —

Dabei ließen sich die Verkehrsunfälle — mit oder ohne Alkoholeinfluß — im Auto oder auf dem Moped — von andersartigen Unfallereignissen — z. B. Sturz vom Baum etc. — eindrucksvoll durch kleine Skizzen trennen. — Mit laufenden Nummern versehen, eignen sich diese Auszüge hervorragend zur kritischen Überprüfung des statistischen Endresultates. Das sonst übliche Handlegeverfahren war für diesen Zweck ungeeignet.

Berechnungen mittels Elektronengehirn

Bei der mathematischen Auswertung der endlosscheinenden Zahlenreihen kam uns unerwartet Hilfe aus der Industrie. Die Rechenmaschine Z 23 der Firma Zuse KG, Elektronen-Anlagen, Bad Hersfeld, benötigte für die Durchführung der Berechnung knapp 3 Stunden, nachdem die Meßserien programmiert waren; Berechnungen, die auch von einem geübten Mathematiker nur in wochenlanger Kleinarbeit zu bewältigen gewesen wären. Benutzt wurde dazu ein vorgefertigtes Programm zur Bestimmung der linearen Regression, das bei einer gegebenen Anzahl (K) Meßserien von je N Meßwerten unabhängiger Variablen $X_1 \ldots X_k$ und bei einer gegebenen Meßserie (N-Werte) für die abhängige Variable Y eine Beziehung $Y = a_0 + a_1 x_1 + \cdots + a_k x_k$ aufstellt.

Es berechnet die Summen, die partiellen Regressionskoeffizienten, die Mittelwerte, die Korrelationskoeffizienten, das Bestimmtheitsmaß, die Varianz und vieles mehr. Die Ergebnisse werden per Direktschreiber auf meterlangen Papierschlangen festgehalten, die hier unmöglich wiedergegeben werden können.

Es würde in diesem Rahmen auch zu weit führen, die im einzelnen vollzogenen Schritte genau zu erläutern; es geht vielmehr um ihren medizinischen Aussagewert. In der Materie liegt es begründet, daß die Varianz in allen Fällen außerordentlich breit ausfällt und mit — im mathematischen Sinne — signifikanten Ergebnissen nicht gerechnet werden kann. Im biologischen Bereich aber verdienen schon Korrelationen mit geringer statistischer Wahrscheinlichkeit eine Beachtung.

Es wäre übrigens ein Leichtes, die Signifikanz durch eine höhere Anzahl von Meßserien zu verdichten. Dazu müßte für jeden Wirbelsäulenverletzten ein Formular ausgefüllt werden, das den Patienten von der Aufnahme bis zur Nachuntersuchung begleitet. Der aufnehmende, der behandelnde und der begutachtende Arzt tragen jeweils die von ihnen festgestellten Werte ein. Eine dafür interessierte Sammelstelle wertet die Ergebnisse etwa in der Form, wie wir es hier durchgeführt haben, elektronisch aus. Nicht nur der Statistiker hätte seine Freude an einer solchen Erfassung, es ergäben sich vielmehr auch praktische Nutzanwendungen auf medizinischem und versorgungsrechtlichem Gebiet. Vieles, was die berühmte Erfahrung des Arztes ausmacht, wäre zahlenmäßig zu belegen und zu überprüfen. Schon nach Festlegung des Aufnahmebefundes könnte dem Patienten seine statistisch gesicherte Prognose mitgeteilt werden, die Art der Behandlung, die Dauer des Krankenhausaufenthaltes, seiner Arbeitsunfähigkeit usw.

Krankenkassen, Berufsgenossenschaften, Versicherungen etc. könnten genaue finanzielle Kalkulationen aufstellen und entsprechend vorplanen, Unfallverhütungsvorschriften mit exaktem Zahlenmaterial eindrucksvoll belegen und vieles mehr.

Wir halten diesen Vorschlag keinesfalls für eine statistische Gedankenspielerei. In der Tbc-Fürsorge z. B. haben sich die zweiseitigen Gutachten längst bewährt, zu deren Erledigung ein geübter Arzt nur wenige Minuten benötigt, einschließlich Skizze für den Lungenbefund. Unser Wirbelsäulenformular wäre noch schneller ausgefüllt und vor allem schneller — weil elektronisch — ausgewertet. In den skandinavischen Ländern, die im Bezug auf das Krankenhauswesen überall als vorbildlich gelten, laufen Versuche, alle Patienten statistisch zu erfassen. So haben sich z. B. sämtliche (bis auf 2) chirurgische Abteilungen Schwedens zu einer Gemeinschaft zusammengeschlossen, die z. Zt. die Verschlüsselung von rund 1000 chirurgischen Diagnosen, der dazu gehörigen Therapie usw. zwecks differenzierter statistischer Erfassung ausprobiert, und zwar nach dem Hollerith-Verfahren. (Mündliche Mitteilung von Professor Moberg, Göteborg). Demgegenüber liegen die organisatorischen Vorteile des Computer-Systems klar auf der Hand, wie sie in der Industrie bei den großen Wirtschaftskonzernen längst gang und gäbe sind. Selbst kleinere Betriebe lassen sich heute ihre Berechnungen aufgrund der per Fernschreiber mitgeteilten Daten von einer Zentralstelle gegen eine Mietgebühr durchführen.

Als Beispiel geben wir deshalb ein Formblatt (Tab. 1) wieder, wie es für die hier vorliegende statistische Auswertung entwickelt wurde. Natürlich wäre für eine allgemeine Statistik diese und jene Änderung des Formulars notwendig, aber auch mühelos durchführbar. Das Bestechende an dieser Vorstellung ist die Tatsache, daß hier 40 verschiedene Daten (Variable) pro Fall miteinander in Beziehung gebracht und die Ergebnisse daraus fast gleichzeitig mit jeder nur erdenklichen mathematischen Genauigkeit überprüft werden.

Ergebnisse

Um den Überblick nicht zu verlieren, werden die Ergebnisse in Tabellen wiedergegeben, die kurz kommentiert werden. Die sonst notwendigen Zahlenkolonnen wären zu unübersichtlich.

1. Anzahl der Fälle

Abb. 1 stellt die Gesamtzahl der Wirbelsäulenkompressionsfrakturen dar, die von 1957 bis 1964 bei uns behandelt wurden. Die hohe Gesamt-

Tabelle 1.
Formblatt für 40 verschiedene Daten

Lfd. Nr.		Beispiel von 3 Verletzten*			Beispiel von Korrelationsketten*
Alter:		47	32	57	−0,006
BWK 1—3 U:		7	∅	∅	0,58642
BWK 1—3 A:		10	∅	∅	1,06768
BWK 1—3 E:		10	∅	∅	0,419
BWK 4—6 U:		12	∅	∅	−0,059
BWK 4—6 A:		15	∅	∅	0,184
BWK 4—6 E:		12	∅	∅	−0,053
BWK 7—9 U:	Höhenvermindrg.	∅	12	0	0,101
BWK 7—9 A:	der komprim.	∅	10	0	0,132
BWK 7—9 E:	WK am Unfalltag	∅	15	0	−0,204
BWK 10—12 U:	bei Abschluß der	∅	16	0	∅
BWK 10—12 A:	Behandlg u. im	∅	12	0	∅
BWK 10—12 E:	Endzustand	∅	14	0	∅
LWK 1 U:		∅	15	17	∅
LWK 1 A:		∅	9	9	∅
LWK 1 E:		∅	12	14	∅
LWK 2—5 U:		∅	∅	10	∅
LWK 2—5 A:		∅	∅	4	∅
LWK 2—5 E:		∅	∅	4	∅
Band.- U:	Bandscheibensch.	0	1	1	−0,569
sch. E:	ja — nein (Unftg u. Endzst.)	1	1	1	0,072
Skoliose:	ja — nein	1	1	0	0,576
Kyphose:	(Endzustand)	1	1	1	0,026
Beweg.akt:	FKBA in cm	35	20	42	−0,245
einschr.p:	(Endzustand)	25	20	35	0,199
S. Beschw.:	subj. Beschw. in 5 Graden	4	2	1	0,229
Arb. Unfall:		0	1	1	0,180
Priv. Unfall:	ja — nein	1	0	0	0,048
Verkehrs-Unfall:		1	1	0	0,104
%:		30	30	20	0,158
Mon.:		6	12	6	−0,301
%:	Erwerbsmindrg.	20	30	10	0,349
Rente: Mon.:	in % u. ihre	12	12	12	0,205
%:	Dauer	20	20	0	0,109
Mon.:		12	12	0	0,601
Dauer-R.:		1	0	0	−0,169
Stationär:	Dauer d. stat.	120	27	16	0,499
Bett:	Behandlg, d. Bett- u. Gipsbehandlg.	90	14	7	0,368
Gips:	u. Arbeitsun-	0	92	104	∅
Arb.Unfähig:	fähigkeit	138	126	132	1

* Willkürliches Zahlenbeispiel

zahl erklärt sich aus unserem großen Einzugsgebiet, wobei der Kalibergbau, die eisen- und textilverarbeitende Industrie und nicht zuletzt die Autobahn mit ihren schweren Verkehrsunfällen eine überdurchschnittliche Häufung für eine sonst überwiegend ländliche Gegend bringen. Die Gegenüberstellung der Zeiträume 57—60 und 61—64 läßt deutlich die Zunahme der Wirbelsäulenverletzungen erkennen, die hauptsächlich zu Lasten der Autobahnunfälle geht.

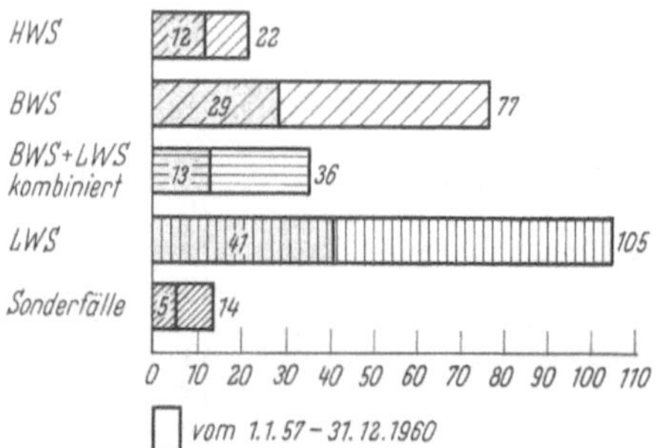

Abb. 1. Gesamtzahl (N = 253) vom 1. 1. 1957 bis 31. 12. 1964

Die Rubrik „Sonderfälle" umfaßt 10 Querschnittsgelähmte, davon 5 tödliche Ausgänge, und 4 weitere letale Ausgänge bei Wirbelsäulenkompressionsfrakturen aus anderer unfallbedingter Ursache (Aortenruptur, Fettembolie, Leberruptur und gedecktes Schädelhirntrauma).

2. Mittelwerte

In Tabelle 2 sind in einer Übersicht eine Reihe von Mittelwerten gegenübergestellt. Spalte IV. gibt die Mittelwerte von allen statistisch erfaßten Fällen (156) wieder. In der ersten Spalte sind die Ergebnisse der in Klassen unterteilten BWS-Verletzten, in der II. Spalte die kombinierten BWS/LWS- sowie in der III. Spalte die LWS-Kompressionsfrakturen aufgeführt. Die Unterteilung in verschiedene Klassen (Obere BWS — Bett — Behandlung, Untere BWS — Gipsbehandlung usw.) gewährt einen vergleichenden Überblick über die Einzelergebnisse, wie die Lokalisation der Fraktur, ihre Behandlungsmethode, die unterschiedliche Dauer der Arbeitsunfähigkeit usw., die in den folgenden Tabellen noch eingehender besprochen werden.

3. Alter der Patienten

(s. Abb. 2)

In dem Durchschnittsalter von 42 Jahren sind die Verletzten vom 10. bis 80. Lebensjahr enthalten. Der älteste Patient, der nach Böhler im ventralen Durchhang aufgerichtet und mit einem Gipskorsett versehen wurde, war 79 Jahre alt, der jüngste 4 Jahre (hierbei handelte es sich um einen M. Calvé bei einem Gastarbeiterkind).

Tabelle 2. *Mittelwerte (Übersicht)*

| | I. BWS | | | | II. BWS+LWS | | III. LWS | IV. Gesamt | |
| | a | b | c | d | a | b | a | a | |
	BWS allgemein	Obere BWS (Bett+Gips)	Obere BWS (nur Bett)	Untere BWS (Bett+Gips)	Untere BWS+LWS (Gips)	Untere BWS+LWS (Bett)	LWS (Bett-+Gips)		
Anzahl	55	34	30	41	85	36	70	156	Fälle
Alter	42	37	36	48	44	51	42	44	Jahre
Arbeitsunfähigkeit	101	89	83	124	126	135	125	120	Tage
Gipsbehandlung	34	9	—	75	90	—	92	51	Tage
Bettbehandlung	29	38	42	59	7	61	7	26	Tage
stationäre Behandlung	44	51	55	76	22	80	21	42	Tage
subjektive Beschwerden	1,2	1,4	1,2	1	1	1,9	1,4	1,3	Grade
BWK 1—3 U	36	36	34	—	—	—	—	—	$^1/_{10}$ mm
BWK 1—3 A	36	36	34	—	—	—	—	—	$^1/_{10}$ mm
BWK 1—3 E	46	47	45	—	—	—	—	—	$^1/_{10}$ mm
BWK 4—6 U	28	29	27	—	—	—	—	8	$^1/_{10}$ mm
BWK 4—6 A	28	30	29	—	—	—	—	8	$^1/_{10}$ mm
BWK 4—6 E	41	46	40	—	—	—	—	10	$^1/_{10}$ mm
BWK 7—9 U	26	—	—	70	60	13	—	11	$^1/_{10}$ mm
BWK 7—9 A	23	—	—	40	30	14	—	10	$^1/_{10}$ mm
BWK 7—9 E	34	—	—	53	40	14	—	14	$^1/_{10}$ mm
BWK 10—12 U	28	—	—	30	29	61	—	21	$^1/_{10}$ mm
BWK 10—12 A	16	—	—	17	14	53	—	13	$^1/_{10}$ mm
BWK 10—12 E	19	—	—	19	14	57	—	17	$^1/_{10}$ mm
LWK 1 U	—	—	—	—	40	46	51	26	$^1/_{10}$ mm
LWK 1 A	—	—	—	—	18	41	20	22	$^1/_{10}$ mm
LWK 1 E	—	—	—	—	23	44	26	26	$^1/_{10}$ mm
LWK 2—5 U	—	—	—	—	32	—	43	29	$^1/_{10}$ mm
LWK 2—5 A	—	—	—	—	15	—	23	18	$^1/_{10}$ mm
LWK 2—5 E	—	—	—	—	18	—	26	21	$^1/_{10}$ mm

Row-label groups (left margin): **Dauer der** braces Arbeitsunfähigkeit, Gipsbehandlung, Bettbehandlung, stationäre Behandlung, subjektive Beschwerden; **Höhenverminderung der Wirbelkörper** braces the BWK/LWK rows.

Geht man im Vergleich der einzelnen Klassen nicht vom Mittelwert, sondern von einem Zentralwert aus, so wird noch mehr ersichtlich, daß in unserem Krankengut die jüngsten Patienten bei den Brustwirbelverletzten zu finden sind. Wenn es sich dabei nicht um einen bloßen Zufall handelt, kommt hier eine Gesetzmäßigkeit zum Ausdruck, die mit der Elastizität und Beweglichkeit der einzelnen Wirbelsäulensegmente in Beziehung zu bringen ist: Beim Jugendlichen weicht die bewegliche LWS dem Trauma aus, beim Älteren bietet die schon starre LWS Widerstand und bricht — den gleichen Unfallmechanismus vorausgesetzt — leichter, als der in einem festen

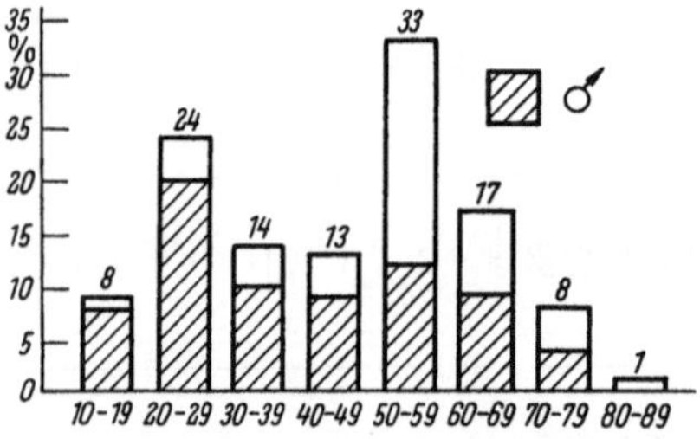

Abb. 2. Altersverteilung

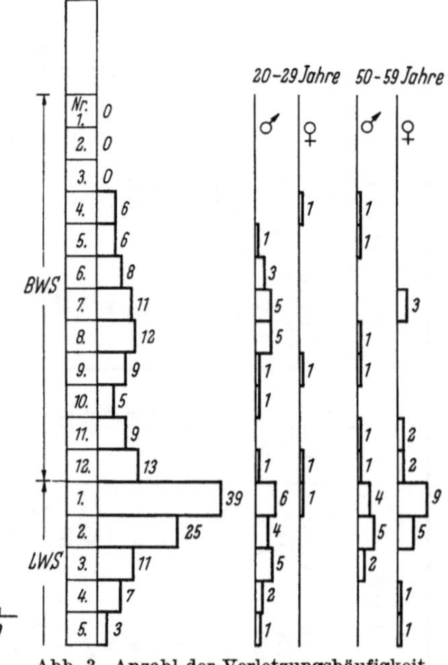

Abb. 3. Anzahl der Verletzungshäufigkeit der einzelnen Wirbel

Verband stehende Brustwirbelkörper. Die Häufung in der Altersgruppe 50—60 J ♀ (s. Abb. 3) läßt darauf schließen, daß dabei die bei unserer ländlichen Bevölkerung fast regelmäßig festgestellte Osteoporose der Wirbelsäule eine erhebliche Rolle mitspielt.

4. Subjektive Beschwerden

(s. Abb. 4)

Die am meisten gesicherte Korrelation, die auch in allen Klassen unabhängig von der Art der Verletzung und ihrer Behandlung wiederkehrt, besteht zwischen dem Alter des Verletzten und seinen subjektiven Beschwerden bei der letzten Nachuntersuchung. Das scheint zunächst dem generellen Eindruck des indolenten alten Landwirts z. B. zu widersprechen, der in seinem Gipskorsett hinter dem Pflug herstapft. Sicher aber kommt hier die Geneigtheit des Gutachters zum Ausdruck, dem alten Menschen nicht mehr allzuviel an körperlichem Training zur Um-

stellung und Anpassung abzuverlangen. Der Einfluß auf die Berentung
ist evident, der finanzielle Verlust des Rententrägers ebenso, zumal wenn
es sich — bei der heute geltenden durchschnittlichen Lebenserwartung —

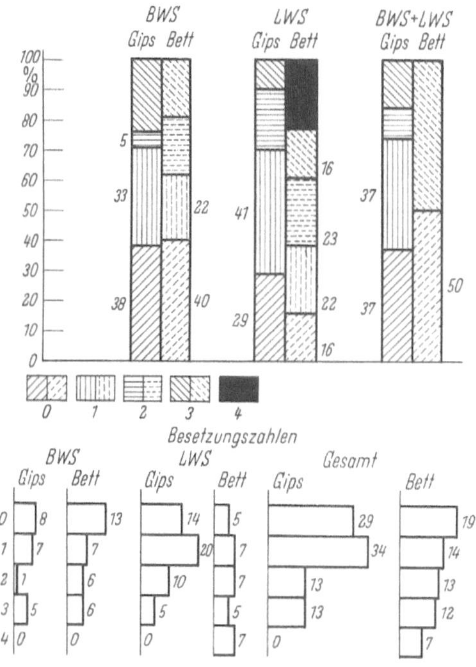

Abb. 4. Grad der subjektiven Beschwerden (N = 156)

um eine Dauerrente handelt. Tatsächlich ist diese Korrelation am ehesten
durch altersbedingte und also unfallunabhängige Wirbelsäulenveränderungen zu erklären.

5. Dauer der Arbeitsunfähigkeit

(s. Abb. 5)

Auf den ersten Blick ist zu ersehen, daß es nicht so sehr von der
Behandlungsmethode abhängt, wie lange ein WS-Verletzter arbeitsunfähig ist, sondern vielmehr von der Lokalisation und dem Grad der
Kompression des Wirbelkörpers. Das kommt auch in der Korrelation
dieser Faktoren zum Ausdruck. — Die längste Dauer der Arbeitsunfähigkeit weisen die Frakturen am lumbodorsalen Übergang (Gelenk
der Wirbelsäule!) auf, die funktionell nach MAGNUS behandelt wurden.
Berücksichtigt man jedoch das höhere Durchschnittsalter und die
stärkere Komprimierung speziell der Lendenwirbelkörper, so wird ver-
ständlich, daß statistisch keine Beziehung zur Behandlungsmethode
evident wird. —

BÜRKLE DE LA CAMP, NICOLL, LOB und zahlreiche weitere Autoren teilen andere Erfahrungen mit. So wird z. B. eine 4 Wochen länger andauernde Arbeitsunfähigkeit bei den nach BÖHLER behandelten Wirbelsäulenfrakturen gegenüber den funktionell behandelten aus der Freiburger Universitäts-Klinik berichtet. Sicher ist unser Zahlenmaterial nicht repräsentativ genug, um als gegenteiliger Beweis angeführt zu werden. Es bestätigt aber, daß auch mit der Böhler-Methode andere Ergebnisse zu erzielen sind, zumal wenn die Lokalisation der Fraktur

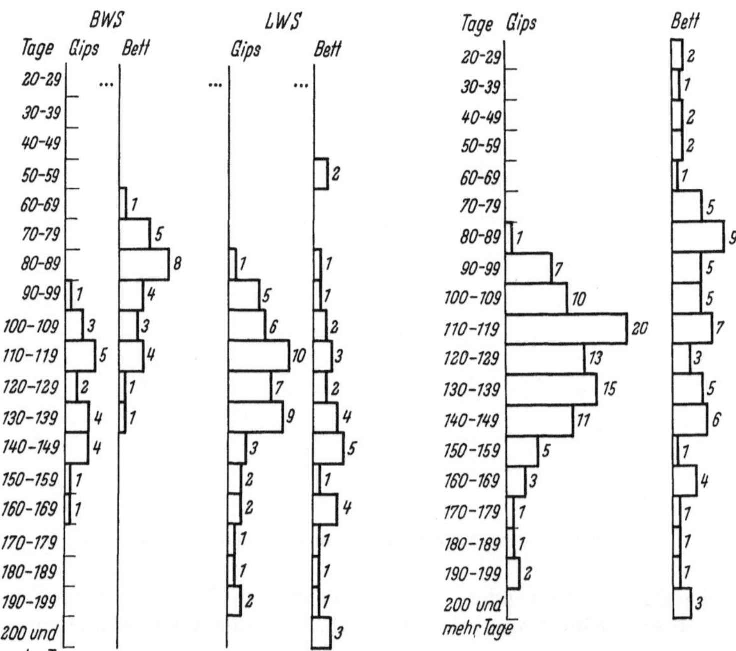

Abb. 5. Dauer der Arbeitsunfähigkeit
(Besetzungszahlen)

Abb. 6. Dauer der Arbeitsunfähigkeit
(Besetzungszahlen unabhängig von der
Lokalisation der Fraktur)

berücksichtigt wird. Ein Vergleich der durchschnittlichen Dauer der Arbeitsunfähigkeit, der Berentung, der Beschwerden usw., der die Lokalisation und den Grad der Kompression des gebrochenen Wirbelkörpers nicht erfaßt, besitzt u. E. kaum einen verbindlichen Aussagewert über die Brauchbarkeit der einen oder der anderen Methode oder deren Vorzüge. — In Abb. 6 haben wir beispielsweise die Dauer der Arbeitsunfähigkeit der beiden Behandlungsgruppen unabhängig von der Art der Verletzung gegenübergestellt. Es verwundert nicht, daß bei dieser Fragestellung die Ergebnisse für eine funktionelle Behandlung nach MAGNUS ausfallen. Das widerspricht offensichtlich der differenzierteren Betrachtung mit Berücksichtigung der Lokalisation der Fraktur. — Es soll hier nichts gegen die funktionelle Therapie gesagt werden; der Vergleich dieser Tabelle mit unseren übrigen Ergebnissen bestätigt lediglich unsere Zweifel an dem Aussagewert einer solchen Untersuchung, die die ursächlichen Faktoren eines Endergebnisses unberücksichtigt läßt.

6. Böhler-Methode
im Vergleich zur funktionellen Therapie nach Magnus
(s. Abb. 7)

Insgesamt wurden in dem hier untersuchten Zeitraum 137 Gipskorsette bei Wirbelsäulenkompressionsfrakturen angelegt, und zwar in 40% der BWS-, 80% der kombinierten BWS/LWS- und 72% der LWS-Frakturen-Fälle. — Die übrigen wurden nach den von MAGNUS aufgestellten Gesichtspunkten funktionell behandelt, wobei wir allerdings alte oder

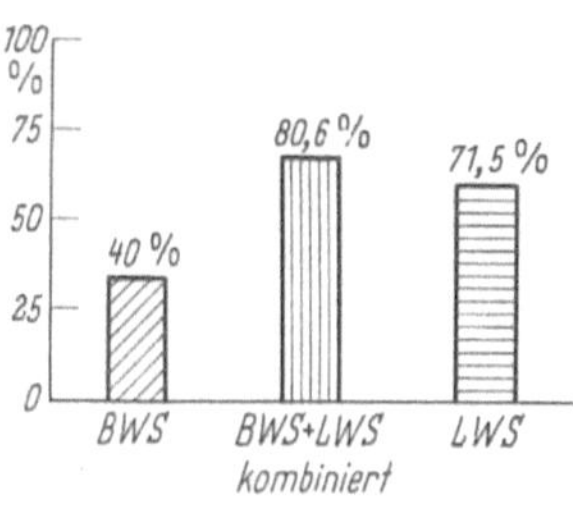

Abb. 7

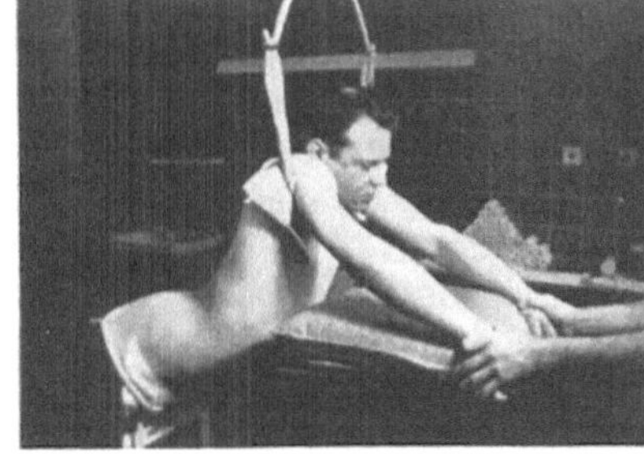

Abb. 8

Abb. 7. Anzahl der aufgerichteten Fälle (137 von 253)

Abb. 8. Die Aufrichtung im ventralen Durchhang ermöglicht eine kräftige Lordosierung der LWS und des lumbo-dorsalen Übergangs. Der älteste Patient, den wir auf diese Weise behandelt haben, war 79 Jahre, der jüngste 4 Jahre alt

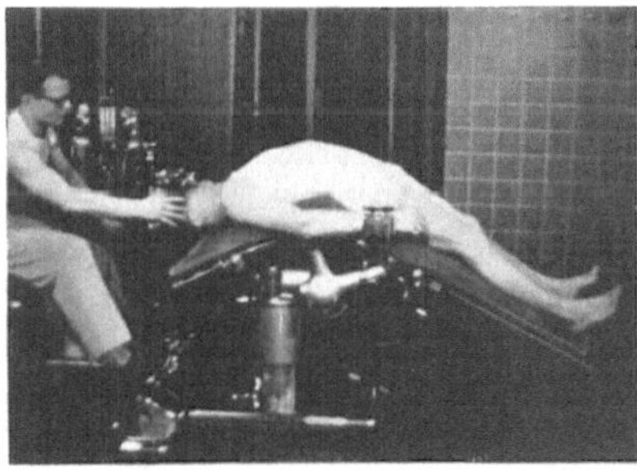

Abb. 9

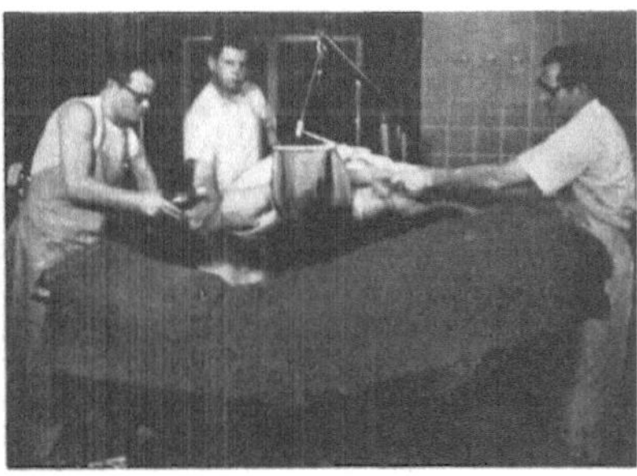

Abb. 10

Abb. 9. Wird diese Prozedur kreislaufmäßig nicht vertragen oder erlaubt die schmerzhafte Muskelverspannung keine genügende Lordosierung, so empfiehlt sich die Aufrichtung in ITN auf einem vollautomatischen Op-Tisch. Der Erfolg kann durch ein Bildwandler-Fernsehgerät im seitlichen Strahlengang gut kontrolliert werden

Abb. 10. Nach Erhärten der ventralen Gipslongetten erfolgt die Umlagerung des Verletzten mittels eines hydraulischen Tragegerätes ohne allzu großen personellen Aufwand

sonstig-kreislaufgefährdete Patienten noch vor Konsolidierung der Fraktur aufstehen ließen, in besonderen Fällen nach amerikanischem Vorbild schon wenige Tage nach dem Unfall.

Wir führen die Aufrichtung im ventralen Durchhang in der Regel ohne Narkose durch. Auch von der Prämedikation sedierender oder analgetischer Medikamente sind wir wegen des kreislaufdepressorischen Effektes abgekommen. In den meisten Fällen genügen wenige Tropfen Effortil o. ä., um die Prozedur des Durchhängens schon am 2. oder 3. Tag nach dem Unfall gut zu überstehen. Sie dauert — auch bei korpulenten Patienten — nicht länger als 20 Minuten. Für die exakte und bequeme Anpassung des Gipsmieders werden dann allerdings noch 60—70 Minuten benötigt. — Manch ein Patient hat danach den Operationssaal auf eigenen Füßen verlassen und seine Station ohne fremde Hilfe aufgesucht.

Unerwähnt sollen aber auch nicht die Verletzten bleiben, die nach der Aufrichtung über starke Schmerzen klagen, Ileus-Symptome aufweisen oder eine erhebliche motorische Unruhe zeigen. Offensichtlich liegt in diesen relativ seltenen Fällen eine Irritation des vegetativen Nervensystems in dem durch den Unfall betroffenen Segment vor. Ein Versuch, die mögliche Schädigung der sympathischen oder parasympathischen Fasern zu objektivieren, schlug leider fehl. Angeregt wurden wir dazu durch die Angaben eines Patienten, der über eine umschriebene Schweißabsonderung klagte. Diese segmentale Hyperhydrosis entsprach exakt dem geschädigten Wirbelsäulensegment und ließ sich eindrucksvoll nach der Methode von Minor durch die intensive Blau-Schwarz-Färbung der Haut nachweisen. — Bei den übrigen daraufhin nach Minor untersuchten Fällen waren die Ergebnisse aber uneinheitlich oder durch die Tatsache erschwert, daß sich die Patienten infolge der Verletzung im Bett nicht umwenden konnten oder bereits ein Gipskorsett anhatten. Insgesamt ließen sich die Ergebnisse nicht verwerten.

Ergibt die Röntgenkontrolle am Tag nach der Aufrichtung kein befriedigendes Resultat, so wird die Prozedur in 2 oder 3 Tagen wiederholt; nur in 2 Fällen mußte die Reposition in Intubations-Narkose durchgeführt werden. Als gut geeignet erwies sich dabei der vollautomatische Operationstisch „Magnus" (Firma Maquet), wobei im seitlichen Strahlengang ein Bildwandler-Fernsehgerät die Aufrichtung und Lordosierung kontrolliert. Auch Subluxationen und starke Dislokationen abgesprengter Fragmente lassen sich auf diese Weise reponieren. Komplikationen schwerwiegender Art sind in unserem Krankengut bei diesem Vorgehen nicht aufgetreten. Lediglich bei einem 32-jährigen LWS-Verletzten kam es acht Stunden nach der Aufrichtung zu einer Lungenembolie aus anderer Ursache, die zum Exitus letalis führte. Dieses Ereignis unterstreicht die Notwendigkeit einer gründlichen Voruntersuchung des Verletzten — insbesondere in kreislaufmäßiger und neurologischer Hinsicht — auf seine Eignung zur Aufrichtung.

Sofern es der Allgemein- und Kräftezustand erlaubt, beginnen wir, sobald der Gips trocken ist, mit gymnastischen Übungen und Belastung der Wirbelsäule durch das Tragen eines Sandsackes auf dem Kopf. — Die durchschnittliche Krankenhausaufenthaltsdauer von 22 Tagen kann

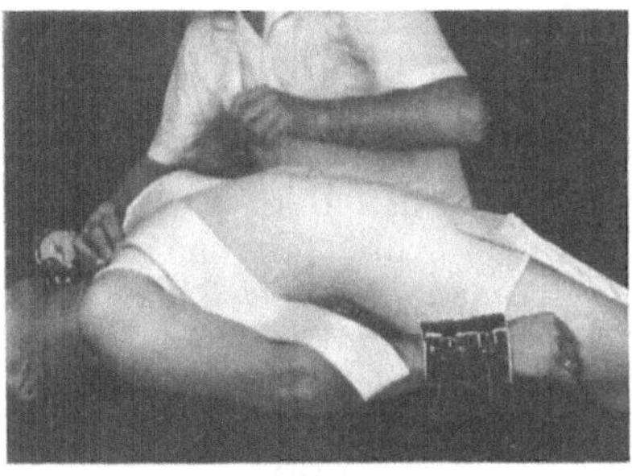
Abb. 11

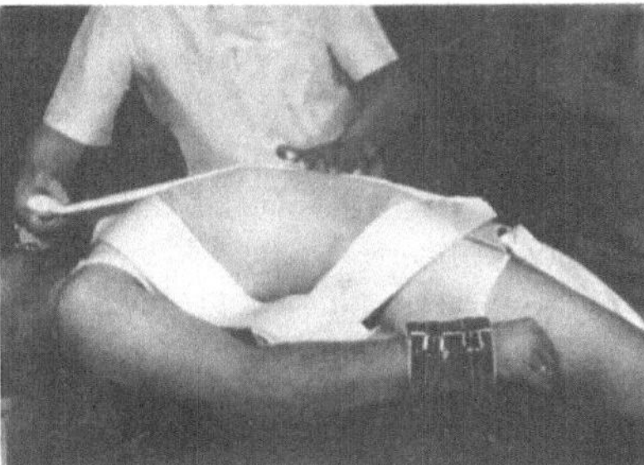
Abb. 12

Abb. 11. Auf die Haut wird ein Tube-Gauz-Schlauch — wie ein Hemd — übergestreift, danach werden Schaumgummistreifen auf die Trag- und Belastungsstellen des Gipskorsetts aufgelegt

Abb. 12. Die Beckenkämme, das Manubrium sterni, die Achselhöhlen und die Schulterblätter, sowie das Steißbein werden vor Auftragen der Gipslongetten mit Schaumgummi abgepolstert

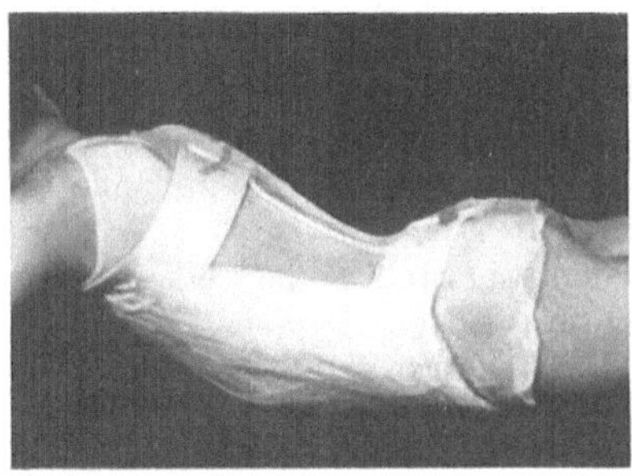
Abb. 13

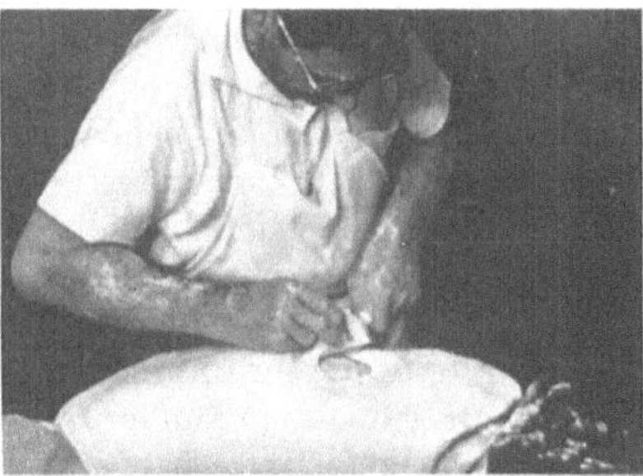
Abb. 14

Abb. 13. Sobald die ventralen Gipslagen hart geworden sind, erfolgt nach der Umlagerung das Auftragen der dorsalen Gipslongetten. Im freien Durchhang läßt sich diese Anpassung des Gipskorsetts einfacher durchführen, weil die Gipsbinden zirkulär angelegt werden können

Abb. 14. Das Ausschneiden des „Freßlochs" erfordert einiges Fingerspitzengefühl, ist aber für das subjektive Wohlbefinden des Patienten unerläßlich. Es spielt gleichermaßen für den wechselnden Bauchumfang während der Verdauung als auch für die Bauchatmung eine wichtige Rolle

dabei besonders bei den privaten Unfällen erheblich unterschritten werden. Zumal ausländische Durchreisende lassen sich im Gipskorsett bald und gefahrlos transportieren. In diesen beiden Punkten (stationäre Behandlungsdauer und frühe Transportfähigkeit) liegen unbestreitbar die Vorteile der Böhler-Methode, ganz abgesehen von dem finanziellen Gewinn durch den wesentlich kürzeren Krankenhausaufenthalt. —

4 A

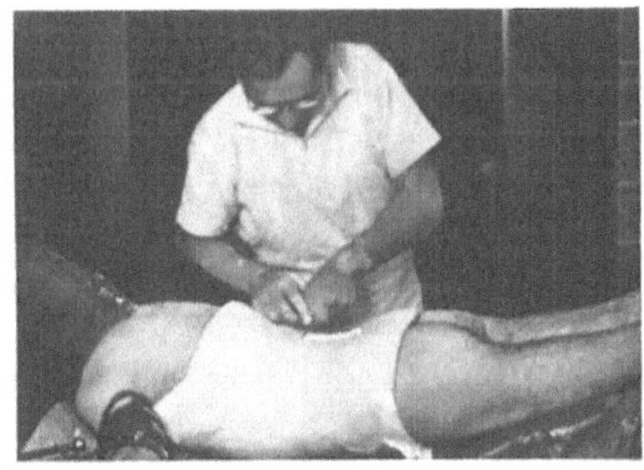
Abb. 15. Auch dorsal muß über den Dornfortsätzen der aufgerichteten Wirbelkörper ein Gipsfenster angelegt werden, um evtl. Drucknekrosen vorbeugen und den Klagen des Patienten objektiv nachgehen zu können

Aber auch die frühe Aktivierung und die Möglichkeit zum Mitarbeiten an dem Genesungsprozeß sind ein Vorteil, der von den meisten Patienten — insbesondere den Jugendlichen — begrüßt wird. Aus diesem Grunde haben wir einige junge Männer der oberen BWS-Gruppe aufgerichtet, die absolut nicht im Bett zu halten waren oder an den Heimatort verlegt werden wollten. Dieses Vorgehen halten wir heute aufgrund unserer Endergebnisse für kontraindiziert. Die Domäne für die Behandlung nach Böhler sehen wir jetzt bei den Kompressionsfrakturen am lumbo-dorsalen Übergang (etwa ab 10. BWK), an der LWS und bei den kombi-nierten BWS- und LWS-Frakturen auch dann, wenn der beteiligte BWK oberhalb des 10. BWK liegt, der betroffene LWK aber stärker komprimiert ist, oder gar ein Gibbus im LWS-Bereich besteht. (s. Thera-pie-Schema). Ein Gibbus im oberen und mittleren BWS-Abschnitt sollte nicht zu einem aktiven Vorgehen reizen. Er ist mehr oder weniger eine Verstärkung der physiologischen Haltung, der Kyphose nämlich, und keinesfalls einem Gibbus im LSW-Bereich gleichzusetzen.

Auch bei Querschnittsgelähmten ist Vorsicht geboten. Zwar lassen sich Luxationen und starke keilförmige Kompressionen mit spitzwinke-ligem Gibbus beseitigen, eine Besserung der neurologischen Ausfälle konnten wir jedoch nicht beobachten. (2 tödliche Ausgänge: Tetra- bzw. Hemiplegien durch Luxationsfrakturen der unteren HWS und oberen BWS infolge aufsteigender Bulbärparalyse.)

In einem gutsitzenden Gipsmieder gehen Angestellte oder Selbständige schon nach 3—4 Wochen ihrer gewohnten Tätigkeit nach oder füllen zumindest teilweise ihre Funktion aus. Das soll aber nicht dazu verleiten, den Gips zu früh abzunehmen. In 4-wöchigem Abstand werden Röntgen-Kontrollen angefertigt. Tritt unter der Belastung keine Deformierung ein, so kann das Korsett in der Regel nach 90 Tagen abgenommen werden. Ein Teil der aufgerichteten Wirbelkörper sintert dann wieder etwas zusammen, die subjektiven Beschwerden nehmen zu, der bisher so schöne Behandlungserfolg scheint bedroht. Die Behandlung ist also mit der Gipsabnahme nicht beendet. Es ist psychologisch wichtig, den Verletzten auf dieses Ereignis vorzubereiten und durch intensivere medico-mechanische Maßnahmen über diese kritische Zeit hinweg-zuführen.

Nimmt die Höhenverminderung des aufgerichteten Wirbelkörpers im Korsett jedoch zu oder treten andere Deformierungen ein, so ist der Gips unbedingt längere Zeit zu belassen. Das gilt ganz besonders für die Kompressionsfrakturen, bei denen zusätzlich eine Absprengung der Vorderkante oder ein Deckplatteneinbruch vorliegt. Lob u. a. weisen auf die Bedeutung der Bandscheiben und ihren kolloidchemischen Zustand beim Unfallmechanismus hin. Lob spricht von einer „Explosion" der Bandscheibe, wodurch es zu einer Sprengung des Wirbelkörpers und zu Einbrüchen des Bandscheibengewebes in die Risse und Spalten des zer-trümmerten Wirbelkörpers kommt. Bindegewebig umgewandelt, ver-hindern diese imprimierten Bandscheiben die endostale Callusbildung und führen zu Pseudarthrosen. Eine entsprechend lange Ruhigstellung von ca. 5—6 Monaten im Gipskorsett ist in diesen Fällen notwendig.

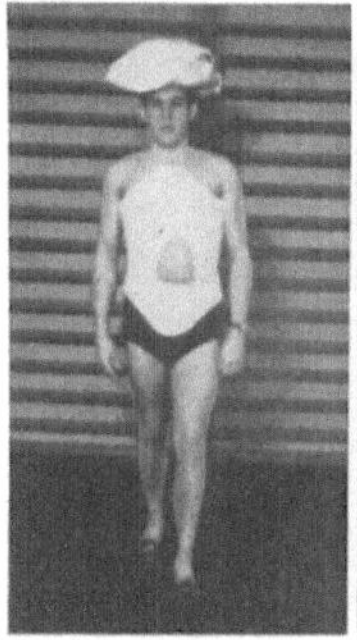 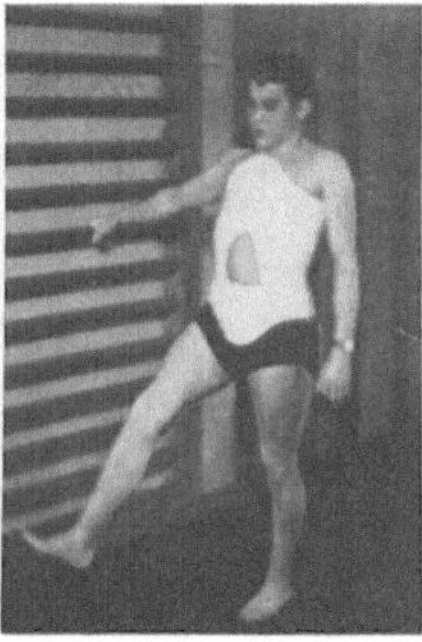 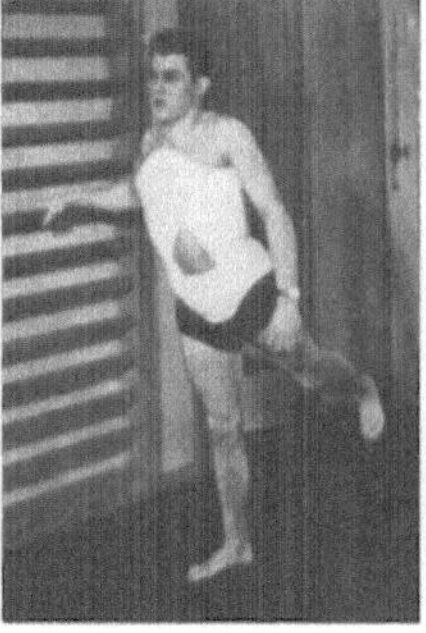 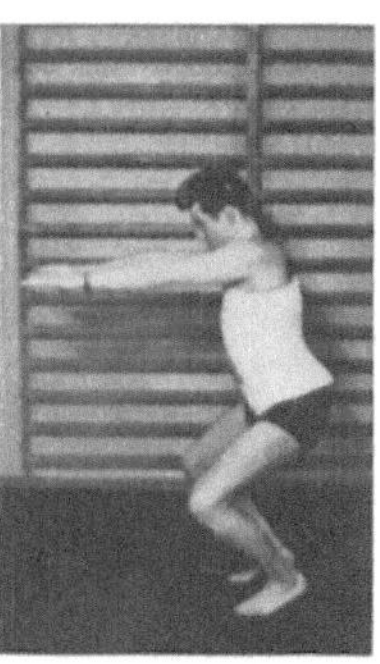

Abb. 16   Abb. 17   Abb. 18   Abb. 19

Abb. 16. Sobald der Gips trocken und belastungsfähig geworden ist, beginnen die ersten gymnastischen Übungen, zunächst durch das Tragen eines Sandsackes auf dem Kopf mit steigendem Gewicht von 5 bis 15 kg. Zur besseren Lordosierung der LWS soll der Kopf dabei möglichst weit nach hinten gehalten werden

Abb. 17. Von diesem Zeitpunkt ab kann die Behandlung ambulant fortgeführt werden, sofern unter der Belastung keine Deformierung des aufgerichteten Wirbelkörpers eingetreten ist. Wenigstens 2 mal wöchentlich sollen die gymnastischen Übungen an der Sprossenwand, auf der Bodenmatte usw. unter Kontrolle in einer Badeabteilung durchgeführt werden

Abb. 18. Schon um der drohenden Fettleibigkeit vorzubeugen, wird dem Verletzten nahegelegt, die inzwischen erlernten Übungen auch während der übrigen Zeit — täglich mindestens 2 Stunden — zu Hause durchzuführen

Abb. 19. Ein Teil der Patienten geht noch im Gipskorsett seinen beruflichen Aufgaben nach und erhält schon dadurch ein genügendes Muskeltraining. Zur Zeit laufen übrigens Versuche, das Korsett aus wasserabstoßenden Gipsbinden herzustellen, so daß selbst im Gipsverband auf den hervorragenden Einfluß des Schwimmens auf die Wirbelsäule nicht verzichtet werden müßte

(KROMPECHER) — Auch die funktionelle Therapie wird an diesen anatomisch-pathologischen Vorgängen nichts ändern können und dementsprechend lange fortgesetzt werden müssen. LOB fordert auch für die funktionelle Therapie 5—6 Monate strikte Bettruhe in solchen Fällen.

Faßt man alle Punkte zusammen, so ist während des Heilungsprozesses der Böhler-Methode der Vorzug zu geben:

a) Die Bettlägerigkeit wird erheblich verkürzt. Der dadurch erzielte Vorteil liegt vor allem bei älteren Patienten (Thrombosen, Pneumonien) auf der Hand. Aber auch junge Leute ziehen verständlicherweise das aktive Training im Gipskorsett der langweiligen Bettruhe vor.

b) Es besteht frühe und gefahrlose Transportfähigkeit.

c) Der stationäre Aufenthalt ist wesentlich kürzer und also für den Kostenträger billiger.

d) In vielen Berufen tritt zumindest eine teilweise Arbeitsfähigkeit schon lange vor Abschluß der Behandlung ein.

Aber auch in den Endresultaten sind durch die Aufrichtung — nicht nur anatomisch-morphologisch erfaßbare — günstigere Ergebnisse zu erzielen, sofern nur die richtige Indikation gestellt und das Gipsmieder genügend lange belassen wird.

Die Abbildungen 16—19 wurden einem Film von Dr. W. Stengel, Bad Hersfeld, entnommen. Der Film wurde vor der 78. Tagung der Deutschen Gesellschaft für Chirurgie im April 1961 in München unter dem Titel „Vereinfachtes Verfahren der Wirbelaufrichtung" vorgeführt

4 A*

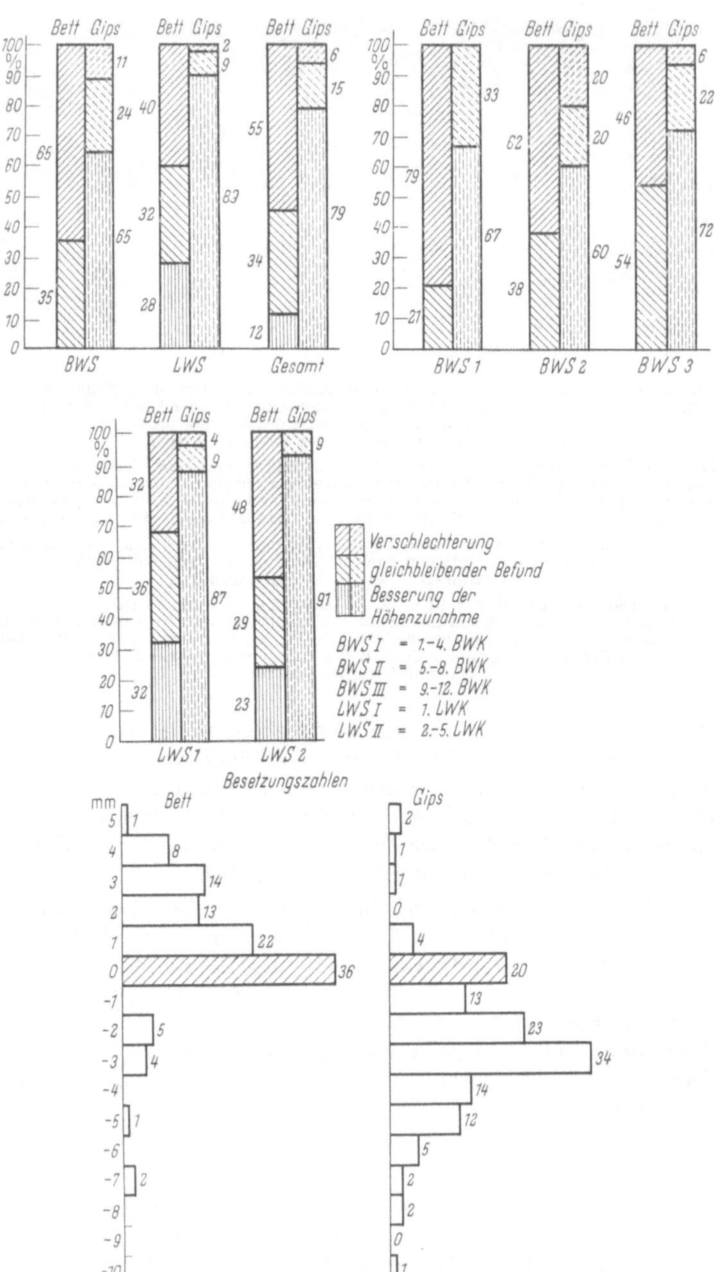

Abb. 20. Höhenverminderung in Prozentzahlen
(Vergleich zwischen Ausgangswert und Endzustand bei sämtlichen komprimierten Wirbelkörpern)

7. Höhenverminderung der komprimierten Wirbelkörper

(s. Abb. 20—23)

Sie beeindruckt den Gutachter oft mehr als den Verletzten. Korrelationen zu den Endergebnissen (Grad der subjektiven Beschwerden, Zeitdauer der Rente etc.) ließen sich statistisch zwar nicht sichern, sind aber auch nicht als rein zufällig zu betrachten. Es gilt die Feststellung, daß unter den Wirbelsäulenverletzten mit starker Kompression des Wirbelkörpers die Anzahl der Deformierungen der Wirbelsäule und der Bandscheibenschäden im Endzustand größer ist als bei den übrigen, ebenso die Zahl der Dauerrentenempfänger. — Ist also vor einer Überbewertung der Höhenverminderung des Wirbelkörpers zu warnen, so darf sie — als Ursache für Fehlstellungen oder als Ausdruck der einwirkenden Gewalt des Traumas — auch nicht außer Acht gelassen werden. Für die Statistik liefert sie das einzige objektiv faßbare Zahlenmaterial am betroffenen Wirbelkörper selber.

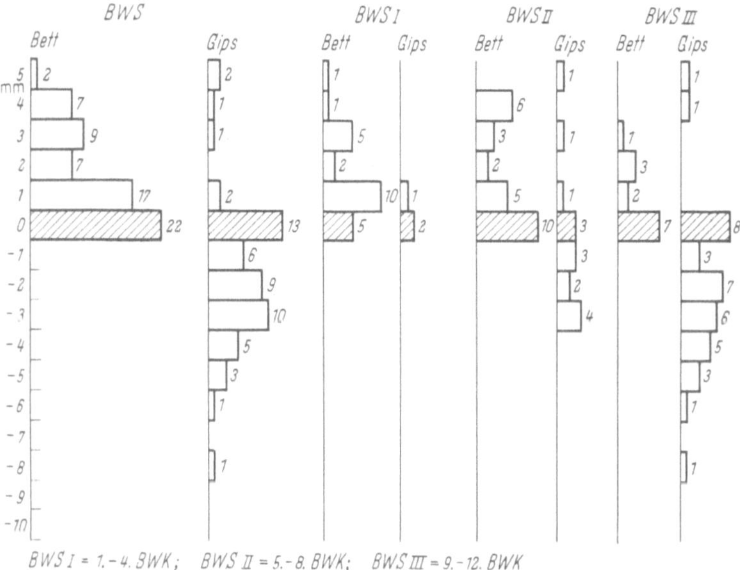

Abb. 21. Höhenverminderung in Besetzungszahlen. Vergleich zwischen Ausgangswert und Endzustand bei allen Wirbelsäulen-Frakturen. Vergleich zwischen Ausgangswert und Endzustand bei den verschiedenen BWS-Klassen

In Tabelle 2 sind die Mittelwerte so angegeben, wie das Elektronengehirn sie geliefert hat. 1/10 Millimeter sind am Röntgenbild verständlicherweise nicht meßbar. Die Zahlen ergeben sich außerdem nur aus dem Vergleich mit dem darüber bzw. darunter liegenden Wirbelkörper. Sie dürfen deshalb lediglich in Relationen zu dem komprimierten Wirbelkörper betrachtet werden. Insgesamt ließen sich durch die Böhler-

Methode 79% (von 254 statistisch erfaßten komprimierten Wirbelkörpern) mit einem Höhengewinn im Endzustand aufrichten, dagegen
nur 12% durch die funktionelle Therapie. Bei der Klasse der LWS-
Verletzten sind es sogar 87% bzw. 91%. Die Gegenüberstellung der
einzelnen Klassen ist gleichzeitig als Maß für die Indikation der jeweiligen
Behandlungsmethode anzusehen. In den Abb. 20—23 wurden deshalb
die Prozentzahlen graphisch dargestellt und die Höhenzunahme in den
Besetzungszahlen jeweils bezogen auf den geschädigten Wirbelsäulen-
abschnitt und verglichen mit der Behandlungsmethode. Die unterhalb
der Null-Linie aufgeführten Diagramme stellen die im Endzustand

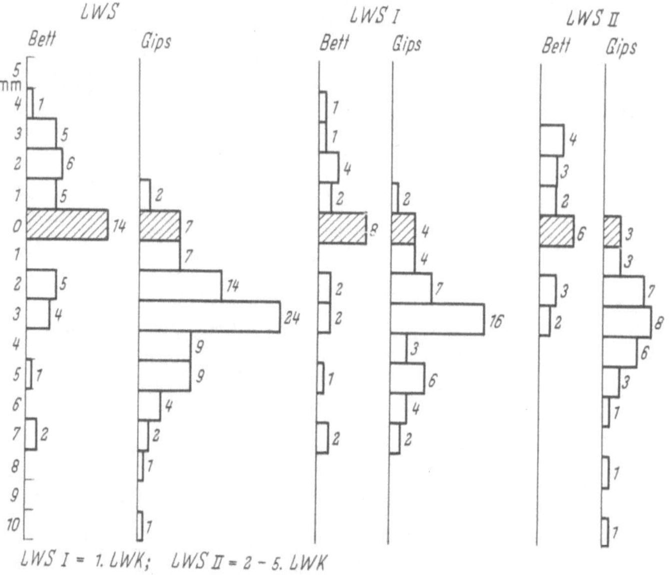

Abb. 22. Höhenverminderung in Besetzungszahlen. Vergleich zwischen Anfangswert und
Endzustand bei allen LWS-Kompressions-Frakturen. Vergleich bei den Klassen LWS I
und LWS II

gewonnene Höhenzunahme in Millimetern dar. Es ist daraus klar zu
ersehen, daß sich die unteren BWK und alle LWK am besten mit
bleibendem Resultat aufrichten lassen. Die mittlere und obere BWS
erscheinten dagegen ungeeignet. Nimmt man die übrigen Ergebnisse
hinzu, so ergibt sich daraus sogar eine Kontraindikation für die Böhler-
Methode im mittleren und oberen BWS-Bereich.

8. Traumatische Bandscheibenschädigung

(s. Abb. 23)

Die Gegenüberstellung der Anzahl der röntgenologisch festgestellten
Bandscheibenschäden am Unfalltag und im Endzustand läßt deutlich
erkennen, daß viel mehr Bandscheiben durch den Unfallmechanismus

zerstört werden, als röntgenologisch bei den Erstaufnahmen sichtbar
wird. Maßgeblich für die Röntgendiagnose ist ja die Verschmälerung
des Zwischenwirbelraumes. Die Diskrepanz zwischen dem Erst- und
Endbefund läßt sich nur so erklären, daß auch zerstörte Bandscheiben
anfangs noch als Masse zwischen den Wirbelkörpern liegen bleiben und
den ursprünglichen Abstand aufrecht erhalten. Erst nach und nach — oft
Monate später — verringert sich der Zwischenwirbelraum durch Turgor-
verlust, durch Resorption oder Organisation des geschädigten Bandscheibengewebes. Bis zur Ausbildung der reaktiv entstehenden Abstütz-
spangen vergehen oft Jahre.

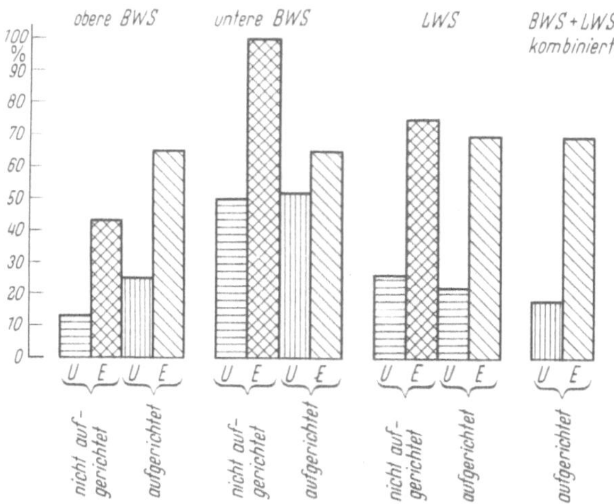

Abb. 23. Bandscheibenschaden (röntgenologisch diagnostiziert am Unfalltag
und im Endzustand)

Statistisch wirkt sich der Bandscheibenschaden auf alle Faktoren
des Endzustandes (subjektive Beschwerden, Dauer der Arbeitsunfähigkeit, Rente etc.) als negative Komponente aus. Das gilt vor allem für die
Fälle, bei denen anfangs die traumatische Bandscheibenschädigung nicht
diagnostiziert und die entsprechende therapeutische Konsequenz nicht
gezogen wurde. Wir sind deshalb dazu übergegangen, auch alle Verdachts-
fälle prophylaktisch länger ruhig zu stellen (4—5 Monate). Röntgenologisch ist der Verdacht begründet, wenn bei einer Wirbelkompression
zusätzlich ein Deck- oder Bodenplatteneinbruch, die Absprengung der
Vorder- oder Hinterkante oder eine stärkere Dislokation von Fragmenten
vorliegen, klinisch bei allen Symptomen, die für den Nukleus-pulposus-
Prolaps charakteristisch sind: Wurzelkompressionen mit segmentalen
Paraesthesien und partiellen Paresen oder Dysharmonien im autonomen
Nervensystem.

Nach anatomisch-pathologischen Studien ist zwar nicht damit zu
rechnen, daß durch eine längere Ruhigstellung die geschädigte Band-

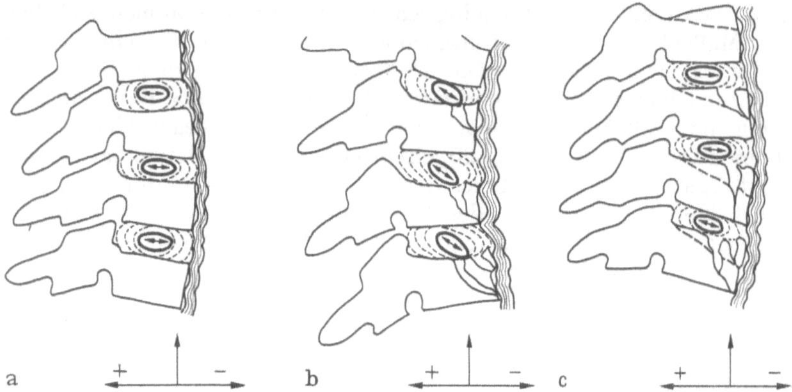

Schematische Darstellung der Bandscheiben bei Aufrichtung von LWS-Frakturen.
Spannungszustand des lig. long. ventrale bei der

a)
physiologischen Lordose
der Lendenwirbelsäule

b)
kyphotischen Verkrüm-
mung der Lendenwirbel-
säule durch Kompressions-
frakturen

c)
erneuten Lordosierung der
Lendenwirbelsäule durch
die Aufrichtung

I a
Der Zwischenwirbelab-
stand bleibt konstant.
Deck- und Bodenplatte
liegen annähernd parallel
zueinander. Die auf die
intakte Bandscheibe ein-
wirkenden Kräfte halten
den nucleus pulposus in
einem ständigen mittleren
Schwebezustand — ver-
gleichbar dem Luftbläs-
chen in der Wasserwaage.

I b
Der Zwischenwirbelab-
stand ist hinten relativ
schmaler, vorn breiter
geworden. Dadurch wird
die intakte — erst recht
die geschädigte — Band-
scheibe nach ventral ge-
drückt. Das durch die
vermehrte Kyphose ge-
lockerte lig. long. ventrale
bietet keinen Widerstand.
Der nucleus pulposus ver-
lagert sich nach ventral
und stellt sich schräg ein.
Ohne Aufrichtung der
Wirbelsäule und ohne
Wiederherstellung der
physiologischen Lordose
ist deshalb mit der De-
generation auch einer bis
dahin intakten Band-
scheibe zu rechnen.

I c
Der Zwischenwirbelab-
stand ist an der Vorder-
und Hinterkante annä-
hernd gleich hoch. Der
wiederhergestellte Span-
nungszustand des lig. long.
ventrale reponiert nicht
nur die komprimierte oder
abgesprengte Vorderkante,
sondern bringt auch den
nucl. pulposus in seinen
ursprünglichen mittleren
Schwebezustand zurück.
Die Gefahr einer sekun-
dären — durch die kypho-
tische Kompression aus-
gelösten — Bandscheiben-
degeneration oder einer
Wirbelkörper-Pseudar-
throse — durch den Ein-
bruch des nucl. pulp. in
den Bruchspalt — ist
damit behoben.

scheibe zum Ausheilen zu bringen ist, ihr negativer Einfluß auf die
Konsolidierung der Wirbelkörperfraktur wird aber dadurch ausgeschaltet.

Abb. 23 veranschaulicht, daß mehr als jeder zweite Wirbelsäulen-
verletzte unseres Krankengutes im Endzustand einen röntgenologisch
nachweisbaren Bandscheibenschaden hatte. Die Diskrepanz zwischen
dem Anfangsbefund und dem Endzustand ist bei den Kompressionsfrakturen der unteren BWS und der LWS am größten; die zahlenmäßige
Zunahme hängt sicher mit der Funktion dieses Wirbelsäulenabschnittes
zusammen. Merkwürdig ist auch die Korrelation zwischen den BWS-
Frakturen und der Behandlungsmethode: Während die Obere-BWS-
Böhler-Gruppe eine stärkere Zunahme der Bandscheibenläsionen im
Endzustand aufweist, verhält sich die Unter-BWS-Böhler-Gruppe

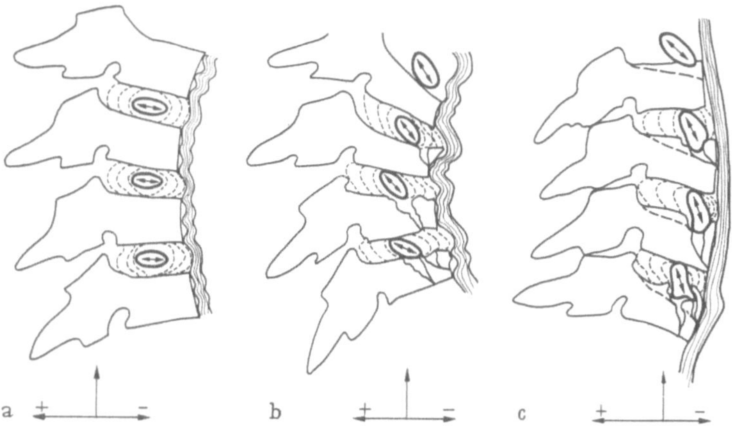

Schematische Darstellung der Bandscheiben bei Aufrichtung von BWS-Frakturen.
Spannungszustand des lig. long. ventrale bei der

a)

physiologischen Kyphose
der Brustwirbelsäule

b)

vermehrten Kyphose
durch Kompressions-
frakturen

c)

Lordosierung der
Brustwirbelsäule durch
die Aufrichtung

IIa

**Trotz Kyphose gelten hier
die gleichen mechanischen
Gesetze wie bei Ia. Der
nucleus pulposus wird
durch den gleichbleiben-
den Zwischenwirbelab-
stand und durch das normal
gestraffte lig. long. ventrale
in seinem mittleren Schwebezustand gehalten.**

IIb

**Die Höhenverminderung
der Vorderkanten verur-
sacht sowohl die vermehrte
Kyphose als auch den
unterschiedlichen Abstand
zwischen den Deck- und
Bodenplatten; die Hinter-
kanten stehen relativ nä-
her zueinander. Das in
seinem Spannungszustand
gelockerte lig. long. ventrale bietet dem nach
ventral ausweichenden
nucl. pulp. keinen Wider-
stand; er stellt sich schräg
ein. Dennoch ist dieser
Zustand nur bedingt mit
Ib vergleichbar, weil es
sich hier lediglich um eine
Zunahme der physiologi-
schen Haltung handelt und
nicht um eine gegenteilige
Umkehr von Lordose in
Kyphose wie bei Ib.**

IIc

**Die Vorderkanten sind
zwar wieder aufgerichtet,
dennoch verläuft der Zwi-
schenwirbelabstand nicht
parallel, sondern verjüngt
sich an den Hinterkanten
durch die unphysiologische
lordotische Haltung. Der
nucleus pulposus wird deshalb nach wie vor nach
ventral gedrängt. Die
wiederaufgerichteten Vor-
derkanten und das jetzt
überstraff gespannte lig.
long. ventrale bieten aber
entschiedenen Widerstand
Der nucl. pulp. wird da-
durch in den Bruchspalt
hineingepreßt.
Selbst eine intakte Band-
scheibe wird auf die Dauer
diesem Zangengriff nach-
geben müssen, zumal der
Bruchspalt nach der Auf-
richtung zunächst weiter
klafft als im Zustand der
Kompression.**

genau umgekehrt. Ohne daraus eine Wertung der Behandlungsmethoden
ableiten zu wollen: Statistisch geben die Säulenhöhen wiederum ein
Maß für die Indikation zu der einen oder der anderen Behandlungsmethode ab. Bei der funktionellen Therapie der oberen BWS-Frakturen
hat man also einen geringeren Anstieg der Bandscheibenschäden zu
befürchten als nach der Aufrichtung, bei der unteren BWS ist es genau
umgekehrt. Im LWS-Bereich halten sich dagegen die beiden Behandlungsmethoden annähernd die Waage.

Möglicherweise haben aber die Methoden tatsächlich einen auslösenden
Einfluß auf die Manifestierung des Bandscheibenschadens. So wäre z. B.

bei der Aufrichtung der oberen BWS rein mechanisch ein Vorgang denkbar, der eine bis dahin intakte Bandscheibe in den nunmehr klaffenden Bruchspalt eindringen und sekundär degenerieren läßt. Umgekehrt würde am lumbodorsalen Übergang und an der LWS die gleiche Mechanik nach der Aufrichtung und nach genügend langer Ruhigstellung (nicht unter 4 Monaten) die Degeneration einer bis dahin intakten Bandscheibe verhüten, die im Gegensatz dazu nach der funktionellen Therapie durch den kräftiger einwirkenden Muskelzug und bei fehlendem Ausgleich der Höhenverminderung des komprimierten Wirbelkörpers geradezu heraufbeschworen wird. (s. Schema I u. II)

9. Posttraumatische Wirbelsäulendeformierungen

(s. Abb. 24)

Nicht besser steht es mit den im Endzustand festgestellten Skoliosen und Kyphosen. Auch hier ist eine Korrelation zu der Behandlungs-

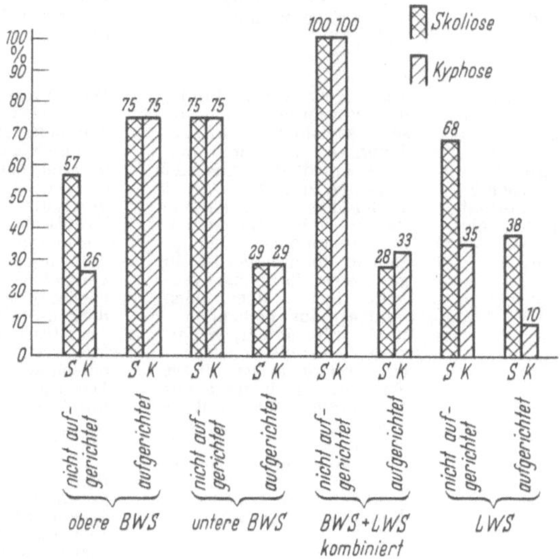

Abb. 24. Anteile der Skoliosen und Kyphosen im Endzustand

methode in dem Sinne gegeben, daß ein aktives Vorgehen im oberen und mittleren BWS-Bereich vermehrt posttraumatische Deformierungen zur Folge hat, im unteren BWS- und im gesamten LWS-Bereich dagegen der funktionellen Therapie im Bezug auf skoliotische oder kyphotische Verkrümmungen eindeutig überlegen ist. Die unterschiedlichen Säulenhöhen auf der Abb. 24 sprechen ja für sich. Daß es sich dabei nicht nur um einen Schönheitsfehler handelt — wie so oft von den Vertretern der funktionellen Therapie behauptet — beweist die Tatsache, daß statistisch die Skoliosen und Kyphosen von dem Grad der Kompression eines

Wirbelkörpers und seiner Aufrichtung, von dem Ort der Fraktur und dem Bandscheibenschaden abhängen und daß sie sich ähnlich wie die Bandscheibenläsionen auf alle Endergebnisse, wie subjektiven Beschwerden, Rentendauer usw., negativ auswirken.

10. Art der Unfälle

(s. Abb. 25)

Wie schon erwähnt, war in den letzten 4 Jahren eine starke Zunahme der Verkehrsunfälle als Ursache für Wirbelsäulenkompressionsfrakturen zu verzeichnen. Mit 49% machten sie allein als „private Verkehrsunfälle" den größten Anteil aus. Bei den berufsgenossenschaftlichen Heilverfahren ließen sich die Verkehrsunfälle in diesem Überblick schlecht abgrenzen, weil im strengen Sinne hierzu auch landwirtschaftliche Unfälle mit Traktoren o. ä. hinzuzurechnen wären. — Im Vergleich mit anderen Statistiken fällt auch die große Anzahl der berufsgenossenschaftlichen Heilverfahren mit 42% auf, so daß für die häuslichen Unfälle nur 9%

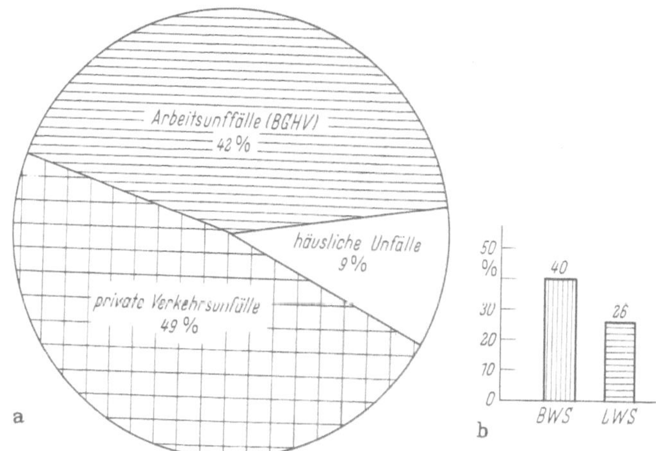

Abb. 25 a und b. a) Anteile der Arbeitsunfälle, Verkehrsunfälle oder der häuslichen Unfälle von allen BWS und LWS Kompressionsfrakturen (N = 256 Personen); b) Anteile der Wirbelsäulen-Verletzten mit zusätzlichen unfallbedingten Erkrankungen

übrig bleiben. Das erklärt sich aus unserem besonders strukturierten Einzugsgebiet, einer Mischung aus Landwirtschaft, Bergbau und Metallindustrie.

Die beiden Stäbchen neben dem Kreis geben die Prozentzahlen der zusätzlichen unfallbedingten Erkrankungen an. Es ist kein Zufall, daß hierbei die BWS-Frakturen überwiegen. Bei der Altersverteilung wurde schon darauf hingewiesen, daß eine Häufung der BWS-Verletzungen unter der Gruppe der 20- bis 30-jährigen besteht. Diese wiederum sind bei den Verkehrsunfällen am häufigsten vertreten und erleiden dabei die meisten Nebenverletzungen, wie Frakturen an den

Extremitäten, Schädelverletzungen, Unfallschock usw. Es ist auch kein Zufall, daß sich ausgerechnet unter dieser Rubrik am häufigsten der Vermerk „Alkoholeinfluß" findet.

Eine Korrelation soll bei der Betrachtung der privaten Unfälle nicht unerwähnt bleiben, nämlich die Beziehung zu den subjektiven Beschwerden. Vor allem die selbstverschuldeten Alkohol-Verkehrsunfälle scheinen überhaupt keine subjektiven Beschwerden zu hinterlassen. Bei den berufsgenossenschaftlichen Heilverfahren dagegen nehmen die subjektiven Beschwerden zu, je näher die Gutachtenuntersuchung rückt. Dem Verletzten selber ist daraus kaum ein Vorwurf zu machen; von einer Rentenneurose kann erst recht nicht die Rede sein. Die wahre Ursache dieser psychologisch so verständlichen Erscheinung ist vielmehr in dem sozialrechtlichen Anspruch des Verletzten zu suchen, der eine Entschädigung für die ihm während der Arbeit zugefügte Unbill erwartet. Wie oft liegt nicht in einem solchen Mißverständnis der Rentengesetzgebung die Wurzel für den zumindest subjektiven Mißerfolg der Behandlung.

11. Bewegungseinschränkung der Wirbelsäule in Abhängigkeit zu unfallunabhängigen Wirbelsäulenveränderungen

Bei der Begutachtung von jugendlichen Wirbelsäulenverletzten kann man im allgemeinen davon ausgehen, daß die Funktion der Wirbelsäule vor dem Unfall einwandfrei war und die danach festgestellten Bewegungseinschränkungen eindeutig als Unfallfolgen zu werten sind. Zu berücksichtigen sind dabei lediglich angeborene Fehlbildungen, wie die Sacralisation, die Lumbalisation oder die Spondylolysthesis, ferner die schon im Schulalter zunehmenden Wirbelsäulenfehlhaltungen, sowie schließlich die erworbenen Wirbelsäulenveränderungen, vor allem im Zusammenhang mit der Scheuermann'schen Erkrankung.

In unserem Krankengut fand sich unter 156 Fällen allein 12 mal ein ausgeprägter Morbus Scheuermann und 4 mal eine Spondylolysthesis. Sie waren vor dem Unfall nicht bekannt und hatten angeblich keine Beschwerden verursacht. Nur ein Patient räumte ein, daß er vorher schon wegen Wirbelsäulenschmerzen in ärztlicher Behandlung gewesen sei. Er war wegen einer akuten Ischialgie bei Nucl. pulp.-Prolaps stationär behandelt worden. Aber auch in diesem Fall fand sich im Krankenblatt kein Eintrag über eine etwaige Bewegungseinschränkung der Wirbelsäule bei Abschluß der Behandlung.

Es wird bei solchen röntgenologisch oder anamnestisch erfaßbaren Vorerkrankungen der Wirbelsäule nicht allzu schwer fallen, die posttraumatisch festgestellte Bewegungseinschränkung gerecht einzuschätzen.

Fast unmöglich dagegen erscheint es, eine Trennung der Unfallfolgen von den Altersveränderungen vorzunehmen. Bei 21 unserer Wirbelsäulen-Verletzten waren Osteoporosen, bei 24 Osteochondrosen oder deformierende Spondylarthrosen festzustellen. Nimmt man alle röntgenologisch einwandfrei als unfallunabhängig erkennbaren Wirbelsäulen-Veränderungen zusammen, so ergibt sich, daß mehr als ein Drittel aller statistisch erfaßten Wirbelsäulen-Kompressionsfrakturen durch bereits vor dem

Unfall bestehenden ernsthaften Wirbelsäulen-Erkrankungen belastet waren. Natürlich überwiegen dabei die älteren Jahrgänge; auf die Häufung der Osteoporosen bei den 50- bis 60-jährigen Frauen war ja schon hingewiesen worden.

Im Vergleich dazu erscheint die Zahl der Wirbelsäulen-Verletzten relativ gering, die eine — nur traumatisch bedingte — Bewegungseinschränkung zurückbehalten. — Im Durchschnitt sind es 12,5%, die einen Fingerkuppen-Boden-Abstand von 10 und mehr Zentimetern eigentätig nicht erreichen. Durch fremde Nachhilfe läßt sich diese Zahl noch auf 9,9% vermindern. Bei den Einschränkungen der seitlichen Dreh- und Neige-Bewegungen sind sogar nur (aktiv) 10,9% bzw. (passiv) 9,6% zu zählen. Berücksichtigt wurden hierbei lediglich die Einschränkungen, die mehr als ein Drittel der Norm betragen.

Nach unseren bisherigen Ergebnissen war nicht zu erwarten, daß die Behandlungsmethode allein einen entscheidenden Einfluß auf die bleibende posttraumatische Bewegungseinschränkung der Wirbelsäule ausüben würde. Tatsächlich ließen sich in dieser Richtung keine eindeutigen Korrelationen erkennen. Wohl aber besteht eine deutliche Beziehung zu der Lokalisation der Fraktur. Sie wird schon allein dadurch unterstrichen, daß z. B. in der Gruppe der kombinierten BWS-LWS-Verletzten die doppelte Anzahl wie bei den übrigen Fällen eine Beugehemmung zurückbehalten. Dagegen halten sich bei den reinen BWS-Frakturen die Anzahl der Beugehemmungen und der seitlichen Bewegungseinschränkungen annähernd die Waage, und bei den reinen LWS-Frakturen schließlich übertrifft die Anzahl der Bewegungseinschränkungen zur Seite hin den Durchschnittswert nur um 4%.

Selbstverständlich spielen hierbei der traumatische Bandscheibenschaden und die unfallbedingten Skoliosen und Kyphosen mit herein. Sie wirken sich aber zahlenmäßig doch nicht so sehr aus, daß gleichstarke Korrelationen wie etwa zu den unfallunabhängigen Wirbelsäulen-Veränderungen zustande kämen. — Jedem Gutachter sind erheblich deformierte Wirbelsäulen bekannt, die motorisch ausgezeichnet funktionieren und umgekehrt. Vor einer Überbewertung des — nur den Skelettschatten wiedergebenden — Röntgenbefundes muß also auch in diesem Zusammenhang gewarnt werden.

(Erwähnt sei noch als Kuriosum ein 79-jähriger selbständiger Schlossermeister. Dieser alte Herr trug ständig einen an einem Bindfaden befestigten Hufeisenmagneten in seiner Hosentasche mit sich herum, um heruntergefallene Eisenteile, Schrauben, Werkzeuge etc. damit „angeln" zu können; er hatte das Problem seiner posttraumatisch versteiften Wirbelsäule auf diese originelle Art zumindest teilweise gelöst.)

12. Weitere Unfallfolgen

(s. Abb. 25)

Mit 20% der BWS-Verletzten liegt die Commotio cerebri als die häufigste Nebenverletzung dieser Gruppe weit an der Spitze. Rechnet man noch die 4% Schädelbasis- und 1% Schädelkalottenfrakturen hinzu, so sind es sogar 25% aller BWS-Frakturen, die zusätzlich ein Schädeltrauma erleiden.

In der Gesamtzahl aller Wirbelsäulen-Frakturen verringert sich dieser Prozentsatz auf 16,5%. Damit ist ein weiterer Hinweis auf die Häufigkeit der Nebenverletzungen bei den jugendlichen BWS-Verletzten gegeben.

An zweiter Stelle kommen die Extremitäten-Verletzungen. Hier überwiegen die Frakturen und Luxationen der unteren Extremitäten mit 17% bei den LWS-Frakturen. (Hüftgelenksluxationen, Schienbein-kopfbrüche, Unterschenkelbrüche, Knöchelbrüche mit Luxationen, Calcaneusfrakturen und Bänderschäden am Kniegelenk.) Bei den BWS-Verletzten sind es immerhin 10%, die eine Verletzung der oberen Extremität erleiden, hauptsächlich Radiusfrakturen.

Annähernd gleich verteilt in der Häufigkeit liegen dagegen die Rippen- und Rippenserienfrakturen bei allen Wirbelsäulenklassen mit insgesamt 3% aller Komplikationen an 3. Stelle.

Ausgeschlossen aus dieser Betrachtung sind die schweren Thorax-verletzungen, bei denen die Rippenserien- und Wirbelbrüche aufgrund der Beteiligung von inneren Organen (Aorten- oder Bronchusrupturen) in den Hintergrund treten. So wurde z. B. bei einem 68-jährigen Mann mit Aorten- und Leberruptur, Rippenserienfraktur und Querschnitts-parese die Kompressionsfraktur des 1. und 2. LWK erst bei der Sektion festgestellt. Er hatte den Verkehrsunfall 4 Stunden überlebt.

Gerade bei den Verkehrsunfällen wird das Wirbelsäulentrauma oft durch die Verletzunger inner Organe oder durch schwerwiegende — kom-plizierte — Extremitätenfrakturen überlagert und bleibt bei tödlichem Ausgang in der Regel unerkannt. Rippenserien- und Sternum-Frakturen — verursacht durch den Aufprall auf die Lenksäule — mit paradoxer Atmung verlangen sofortige therapeutische Hilfe. Weitere zeitraubende diagnostische Abklärungen müssen häufig aufgeschoben werden. Der Unfallmechanismus jedoch erscheint durchaus dafür geeignet, Kom-pressionsfrakturen der BWS und LWS oder (Sub-) Luxationen der HWS herbeizuführen.

Das gleiche gilt für die Aortenruptur, für die eine stauchende Gewalt in vertikaler Richtung maßgeblich ist. Allgemein läßt sich feststellen, daß die Mitverletzung innerer Organe bei den erlittenen BWS-Brüchen weit häufiger anzutreffen ist, als bei den LWS-Frakturen. Dies trifft insbesondere auf die Querschnittslähmung zu. Bei unseren gelähmten Patienten liegt das Zahlenverhältnis LWS zu BWS bei 1 : 6. Insgesamt haben 2,8% der BWS und LWS-Frakturen eine Querschnittslähmung erlitten. — Auch nach großen internationalen Statistiken schwankt die Anzahl der kompletten Querschnittsparesen bei den BWS und LWS-Frakturen um 3%; bei den HWS-Frakturen dagegen beträgt die Anzahl der neurologischen Ausfälle (einschließlich der Plexusparesen) annähernd 50%.

Unerwähnt bleiben darf nicht die wohl häufigste Komplikation bei allen Wirbelsäulenfrakturen, die wir jedoch zahlenmäßig nicht erfaßt haben: Der Unfallschock. In der Regel läßt er sich durch Analgetica, Kreislaufmittel und Tranfusionen schnell beheben. 4,2% unserer Kompressionsfrakturen (10% der kombinierten BWS-LWS-Frakturen) wiesen jedoch bei der Aufnahme das typische Bild eines schweren Kollapses auf. Da Blutverlust o. ä. in diesen Fällen nicht vorlag, kann dieses lebensbedrohliche Kreislaufversagen nur durch eine Störung der Gefäßregulation (paralytischer Kollaps durch Lähmung der arteriellen Gefäße, — vasovagaler Reflex — nach DUESBERG und SCHROEDER) erklärt werden. Unsere Versuche, evtl. segmentale Beziehungen zu den jeweils betroffenen Wirbelsäulen- und Rückenmarksabschnitten aufzudecken, sind leider fehlgeschlagen (s. Seite 46).

13. Übersehene Wirbelsäulenfrakturen

In 4,3% unserer Wirbelsäulen-Kompressionsfrakturen wurde die richtige Diagnose verspätet oder gar erst anläßlich einer Nachuntersuchung gestellt. Bei zwei Drittel dieser Fälle stand die Fraktur eines anderen Wirbelkörpers, bei den restlichen eine anderweitige schwere Verletzung im Vordergrund. Jedem chirurgischen Unfalldienst sind als Gegenbeispiel genügend Fälle in Erinnerung, die klinisch die eindeutigen Symptome einer Wirbelsäulenfraktur aufwiesen, röntgenologisch aber unauffällig waren oder andere, nicht traumatisch bedingte Wirbelsäulenerkrankungen hatten.

Für den klinischen Betrieb ergibt sich daraus die Notwendigkeit, in Verdachtsfällen immer die ganze Wirbelsäule zu röntgen. Der weniger erfahrene junge Arzt muß bei der Erstuntersuchung besonders gründlich vorgehen. Klopf- und Stauchungsschmerz dürfen dabei nicht bagatellisiert werden. Immerhin ist die Behandlung einer übersehenen Wirbelsäulen-Fraktur im Endeffekt weit kostspieliger als eine einmalige Röntgenuntersuchung der gesamten Wirbelsäule. Das Übersehen von Wirbelbrüchen ist besonders bei alten Patienten möglich, die an ihren „Hexenschuß" gewöhnt sind. Bei der Altersosteoporose genügen ja oft schon Mikrotraumen, um eine Wirbelkompression herbeizuführen. Als krasses Beispiel hierzu sei eine 70-jährige Frau angeführt, die die osteoporotische Zusammensinterung eines bis dahin intakten Wirbelkörpers im Gipskorsett erlitt. Ein zweites Trauma war nicht erfolgt. (s. Beispiel 7)

Subjektiv wird der Schmerz in der Regel weiter caudal lokalisiert. Klagt also ein Unfallverletzter über Schmerzen im Kreuz (LWS-Sacrum) und findet sich dort röntgenologisch keine Fraktur, so ist unbedingt auch eine Röntgenaufnahme der BWS anzufertigen. Erst recht ist in jedem Fall die Röntgenuntersuchung der gesamten Wirbelsäule gerechtfertigt, wenn die Rekonstruktion des Unfallmechanismus den Verdacht auf eine Wirbelsäulenfraktur aufkommen läßt.

Beispielhaft dazu seien zwei Patienten erwähnt:

1. Eine 62-jährige Landwirtsfrau mit einer osteoporotischen Serienfraktur der LWS, die bis zur ersten Begutachtung lediglich wegen der Kompressionsfraktur des 11. und 12. BWK behandelt wurde und

2. ein 36-jähriger Mann, bei dem die Kompression eines BWK erst 13 Jahre nach dem Betriebsunfall röntgenologisch erfaßt wurde, obwohl sich in allen Gutachten seit jener Zeit Brückensymptome in dieser

Hinsicht finden; bei seiner nachgewiesenen LWS-Fraktur war die BWS vorher nie geröntgt worden.

Gerade bei der Begutachtung von Wirbelsäulenverletzten ist die Versuchung allzu groß, die von dem Patienten geklagten Beschwerden als Fernwirkung durch Fehlhaltungen und Bandscheibendegenerationen zu erklären. Allzu schnell — und allzu leicht — ist ein Patient als Querulant abgestempelt.

14. Berentung
(s. Abb. 26)

In der Rente berühren sich alle bisher aufgeführten Einzelfaktoren. Deshalb ist auch nicht eine statistisch gesicherte Korrelation einer einzelnen Variablen mit etwa der Höhe der Rente zu erwarten. Dagegen sind fast alle Komponenten in annähernd gleichstarkem Maße an der Dauer der Rente beteiligt, die wir im Säulendiagramm auf Abb. 26 dargestellt haben. Die Höhe der Erwerbsminderung beträgt erfahrungsgemäß im ersten Jahr 30—40%, bei den Dauerrenten 20—30%. Die Beziehung „Rentendauer — subjektive Beschwerden — Alter" wurde eingangs schon erwähnt. Eine gleichstarke Korrelationskette findet sich zwischen der Rentendauer und der Lokalisation der Fraktur und der Behandlungsmethode, nur daß diese Beziehung im BWS-Bereich zu gunsten der funktionellen Therapie, bei den kombinierten BWS-LWS- und bei den reinen LWS-Frakturen zugunsten der Böhler-Methode

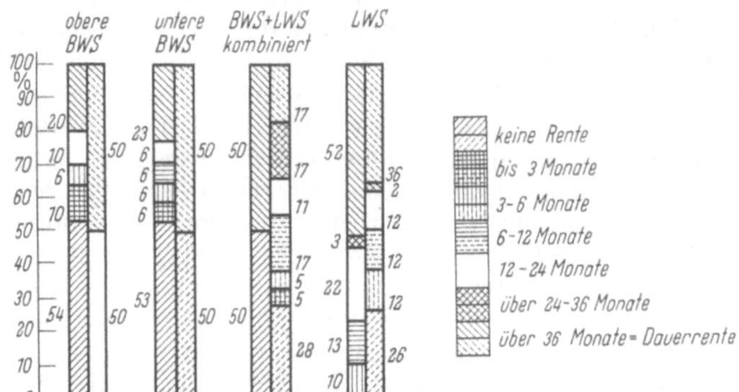

Abb. 26. Berentung (Zeitangaben in Relationen zu der Art der Verletzung und deren Behandlung)

ausfällt. Auch hierbei würde die Summe aller „Nicht-Erwerbsgeminderter" (1. Säulenreihe, untere Hälfte) zweifelsohne wie etwa bei der Dauer der Arbeitsunfähigkeit den Gesamteindruck erwecken, die funktionelle Therapie wirke sich günstiger auf die Dauer der Rente aus.

Zusammenfassend können wir also zu den bereits aufgeführten Vorteilen der Böhler-Methode während der Behandlungsphase auch die günstigeren Endresultate im Bezug auf die Manifestierung von Bandscheibenschäden, Skoliosen und Kyphosen und die Rentendauer hinzufügen, die jedoch nur für den lumbodorsalen Übergang und den lumbalen

Abschnitt der Wirbelsäule gelten. Etwa ab 10. BWK aufwärts fallen diese drei zuletzt erwähnten Faktoren zugunsten der funktionellen Therapie nach MAGNUS aus.

Beispiele

Aufgrund all dieser Untersuchungsergebnisse — wir konnten keinesfalls das ganze Material anbieten — sind wir zu dem folgenden Therapieschema gekommen.

Eine generelle Indikation für die Böhler- oder Magnus-Methode gibt es zwar nicht; man wird sich in jedem Einzelfall von der Diagnose, vom Alter des Patienten, von Nebenverletzungen etc. leiten lassen und individuell entscheiden müssen. Bei dem Therapie-Schema kommt es

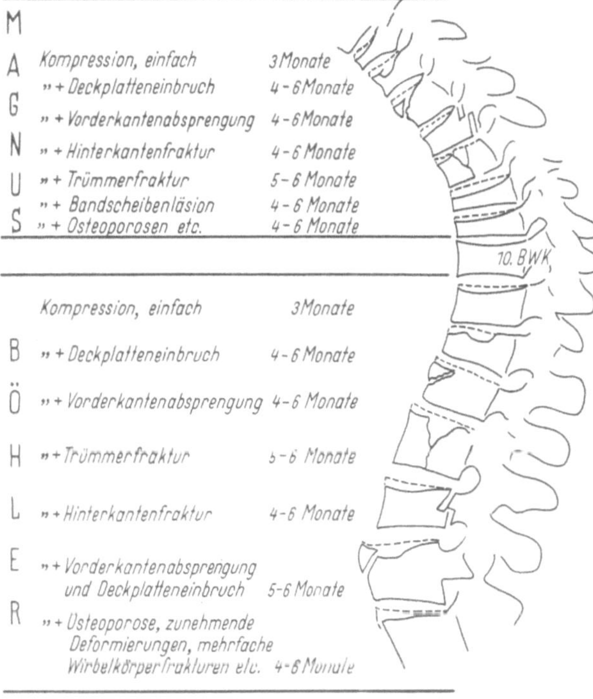

Therapie-Schema

uns vor allem auf die längere Ruhigstellung bei Wirbelsäulen-Kompressionsfrakturen mit Bandscheibenläsionen und auf die Kontraindikation der Böhler-Methode im oberen und mittleren Brustwirbelsäulenbereich an.

Beispiel I

Keine Aufrichtung von Kompressionsfrakturen der oberen und mittleren BWS.

B. F., Kr. Bl. Nr. 19994/62. Kompressionsfraktur des 8. BWK mit einer Höhenverminderung von 15 mm und Abtrennung der Vorderkante bei einem 13-jährigen

Schüler. Er kam erst 9 Tage nach dem Unfall zur stationären Aufnahme und wurde 2 Tage später im ventralen Durchhang aufgerichtet. Dadurch ließ sich der Gibbus beseitigen und die Höhenverminderung der ventralen Kante auf 5 mm reduzieren.

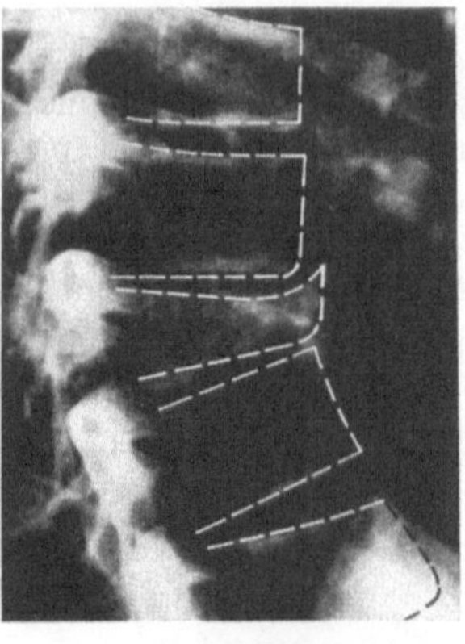

Abb. 27. Kompressionsfraktur des 8. BWK mit Absprengung der Vorderkante

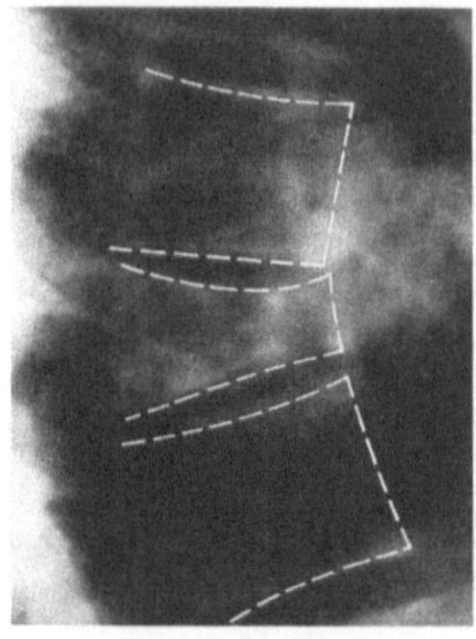

Abb. 28. Kompressionsfraktur des 8. BWK mit Absprengung der Vorderkante nach Aufrichtung

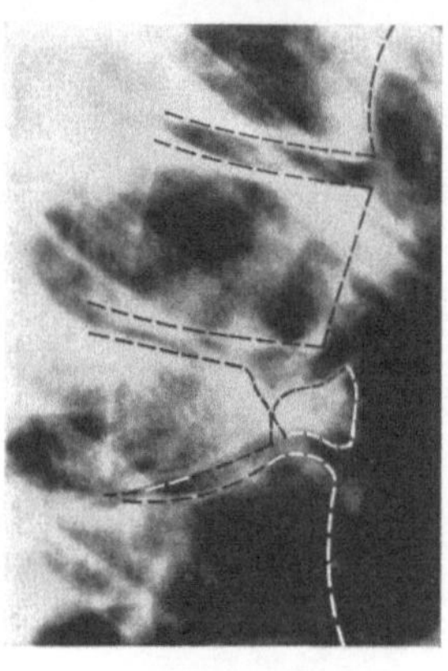

Abb. 29. Pseudarthrose des 8. BWK

64 Tage Ruhigstellung im Böhler-Gipskorsett genügten aber nicht zur knöchernen Konsolidierung der Fraktur. Nach der Gipsabnahme sank die Deckplatte mehr und mehr ein; offensichtlich war die Bandscheibe in den Bruchspalt eingedrungen. Am 24. 5. 1963 betrug die Höhenverminderung im mittleren Bereich des Wirbelkörpers 20 mm, an der Vorderkante zwar nur 5 mm, doch war diese nach ventral verlagert. Der ursprüngliche Gibbus hatte sich wieder herausgebildet. Am 16. 11. 63 war der Brustwirbelkörper praktisch entzweigebrochen; die Pseudarthrose war komplett. (Vgl. dazu die Schemata über das Verhalten der Bandscheiben bei Aufrichtung von Brustwirbelsäulen-Frakturen im Gegensatz zu Lendenwirbelsäulen-Frakturen, S. 54 u. 55).

Beispiel II

Exakte Röntgenuntersuchung der gesamten Wirbelsäule in Verdachtsfällen.

G. G., Krankenblatt Nr. 4522/63. Kompressionsfraktur des 8. BWK mit einer Höhenverminderung von 10 mm und Abtrennung der Vorderkante bei einem 44-jährigen Bundesbahn-Betriebsaufseher (Moped-Unfall mit Commotio cerebri. Nebenbefund: Scheuermann der LWS). Obwohl aufgrund des klinischen Befundes die LWS kurz nach der stationären Aufnahme nachgeröntgt wurde (s. Foto vom 7. 6. 63), konnte die Kompressionsfraktur des 12. BWK mit 15 mm Höhenverminderung erst nach Abschluß der stationären Behandlung festgestellt werden. (70 Tage stationär, 60 Tage Bettruhe, arbeitsunfähig 112 Tage). Sowohl auf den BWS- als auch auf den LWS-Aufnahmen war der lumbo-dorsale Übergang technisch unbefriedigend zur Darstellung gekommen. Zur Erklärung der subjektiven Beschwerden genügte die Scheuermann'sche Erkrankung der LWS. Andernfalls wäre die Aufrichtung nach Böhler oder zumindest eine längere Ruhigstellung durchgeführt worden. — Dementsprechend schlecht fiel das Endresultat aus: (1. Gutachten am

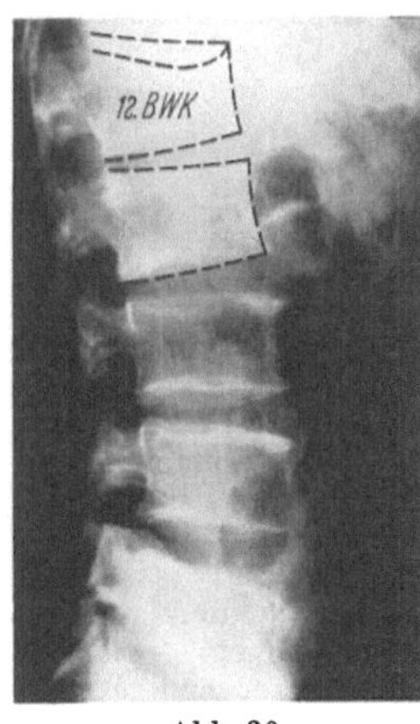

Abb. 30. Übersehene Kompressionsfraktur des 12. BWK infolge unbefriedigender technischer Darstellung

Abb. 31. Die Kompressionsfraktur des 8. BWK lenkte die Aufmerksamkeit vom lumbodorsalem Übergang ab

Abb. 32. Keilförmige Deformierung des 8. BWK mit Ventralverlagerung der Vorderkante

Abb. 33. Kompressionsfrakturen des 9. und 11. BWK mit einer keilförmigen Deformierung des 9. BWK nach rechts

Abb. 34. Kompressionsfrakturen des 9. und 11. BWK mit Absprengung der Vorderkanten

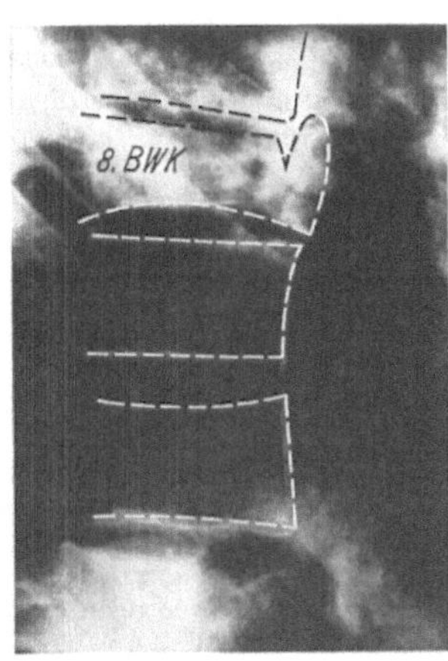

Abb. 30

Abb. 31

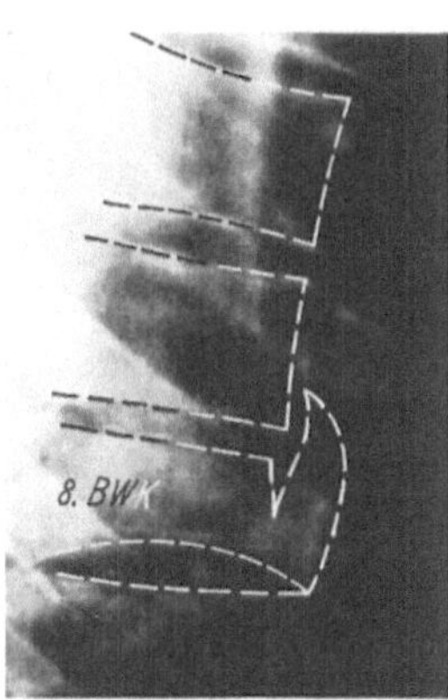
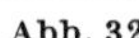

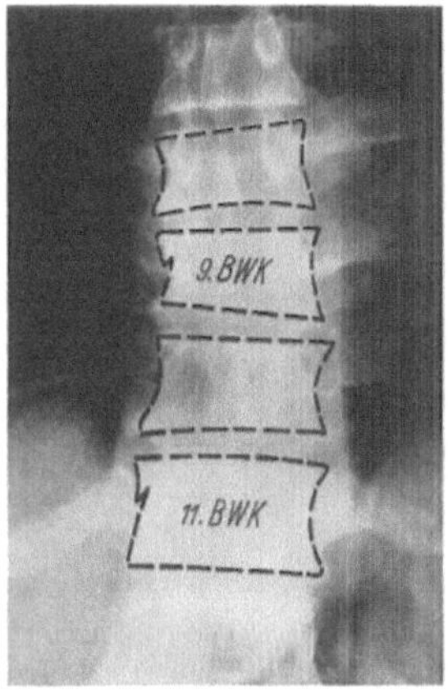

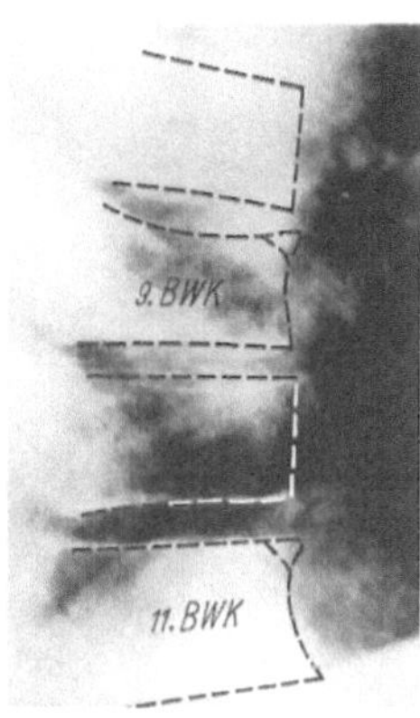

Abb. 32

Abb. 33

Abb. 34

9. 1. 64) Keilförmige Deformierung des 8. BWK um 10 mm mit Absprengung und Ventralverlagerung der Vorderkante. Keilförmige Deformierung des 12. BWK um 15 mm mit entsprechendem Gibbus am lumbo-dorsalen Übergang. Vermehrte Brustkyphose und skoliotische Verkrümmung der gesamten Wirbelsäule. — Fingerkuppenboden-Abstand 25 cm. — Einschränkung der seitlichen Dreh- und Neigebewegungen um 50% der Norm. — Erhebliche subjektive Beschwerden. Erwerbsminderung von 35% bis jetzt.

Beispiel III

Längere Ruhigstellung bei der funktionellen Therapie nach MAGNUS.

E. K., Krankenblatt Nr. 4249/63. Kompressionsfrakturen des 9. und 11. BWK mit Abtrennung der Ventralkanten und keilförmiger Deformierung des 9. BWK nach rechts bei einem 47 jährigen Zimmermann (Nebenbefund: unvollständiger Bogenschluß des 1. Sacralwirbels.) — Funktionelle Therapie nach MAGNUS, aber nur 57 Tage strikte Bettruhe, obwohl ein zweifacher Wirbelkörperbruch vorlag und aufgrund der Vorderkantenabsprengung ein Bandscheibenschaden angenommen werden mußte. — Dementsprechend schlecht fiel das Endresultat aus: (1. Gutachten am 30. 6. 1964) Keilförmige Deformierung des 9. BWK nach vorn und rechts. Höhenverminderung um 5 mm, ebenso am 11. BWK. Ventralkanten angeheilt, aber

Spangenbildung bei D 8/9 und D 10/11. Degeneration der dazwischen liegenden Bandscheiben. Vermehrte Dorsalkyphose und skoliotische Verkrümmung der Brustwirbelsäule. — Beweglichkeit nur mäßig eingeschränkt, aber starke subjektive Beschwerden. — Erwerbsminderung von 40% für das 1. Halbjahr, danach 30% bis jetzt.

Beispiel IV

Längere Ruhigstellung im Böhler-Gipskorsett.

K. F., Krankenblatt Nr. 5694/61. Kompressionsfraktur des 3. LWK mit Absprengung der Vorderkante und einer Höhenverminderung von 15 mm, sowie traumatischer Bandscheibendegeneration von L 3 und L 4, Dorsalverlagerung des LWK um 5 mm, Gibbus und Skoliose bei einem 23 jährigen Elektromonteur. — Durch die Aufrichtung im ventralen Durchhang ließen sich die Höhenverminderung und der Gibbus zunächst ausgleichen, die Dorsalverlagerung aber nicht. — Obwohl nach 4 Wochen im Gipskorsett die Höhenverminderung um 10 mm und die Skoliose zugenommen hatten, wurde ein 2. Aufrichtungsversuch nicht durchgeführt, sondern der *Gips* auf Drängen des Patienten schon nach *72 Tagen* abgenommen. — Danach sinterte der 3. LWK um weitere 5 mm zusammen. — Dementsprechend schlecht

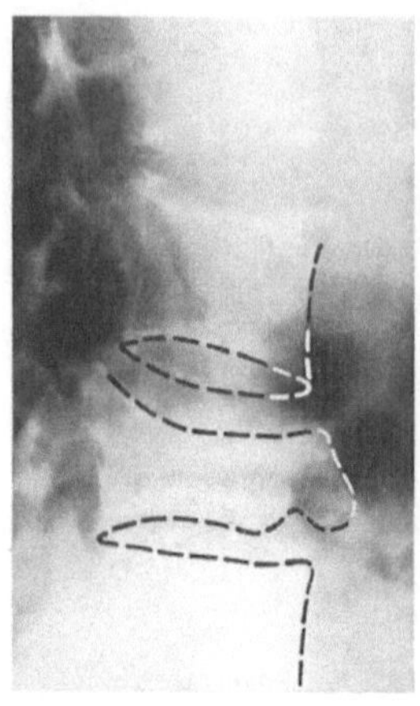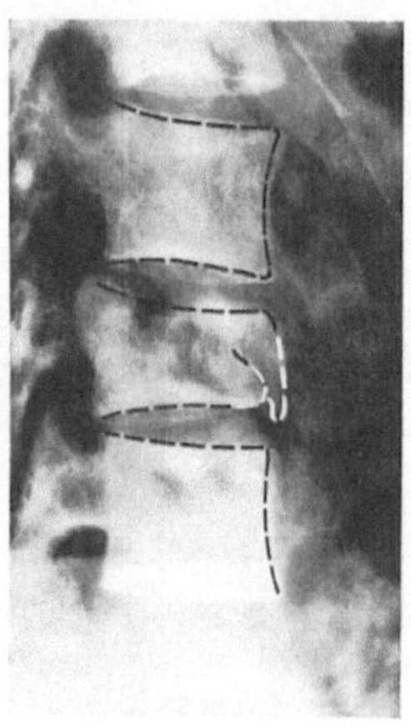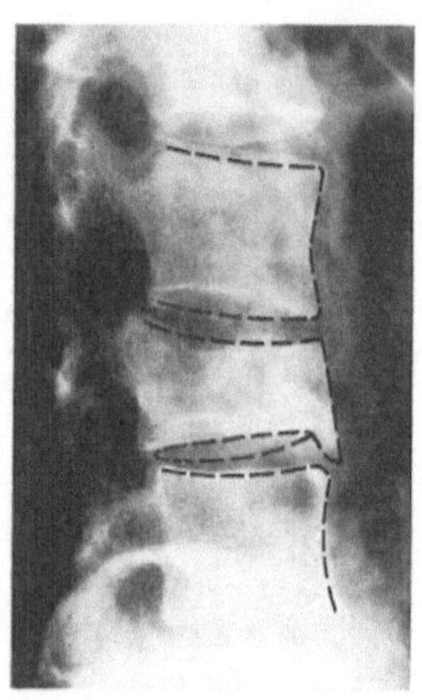

Abb. 35   Abb. 36   Abb. 37

Abb. 35. Kompressionsfraktur des 3. LWK mit Absprengung der Vorderkante, Dorsalverlagerung des Wirbelkörpers, Gibbus und Skoliose

Abb. 36. Kompressionsfraktur des 3. LWK nach Aufrichtung

Abb. 37. Zusammensinterung des 3. LWK mit Spangenbildung nach Gipsabnahme

fiel das Endresultat aus: (Gutachten am 21. 3. 1963) Die Ventralkante war völlig abgesprengt und nach vorn verlagert, der Wirbelkörper insgesamt nach dorsal verschoben. Lendenlordose aufgehoben, aber kein Gibbus. Beweglichkeit kaum eingeschränkt, aber stark schmerzhaft. Erwerbsminderung zunächst 30% für 6 Monate, danach 20% für 1 Jahr. Sie mußte aber erneut auf 30% erhöht werden, da subjektiv und objektiv eine Verschlechterung eingetreten war.

Beispiel V

Gutes funktionelles Ergebnis im Böhler-Gipskorsett.

E. E., Krankenblatt Nr. 554/64. Kompressionsfraktur des 2. LWK mit Bandscheibeneinbruch in die Deckplatte und einer Höhenverminderung von 15 mm bei einem 51 jährigen Hilfsarbeiter. Nach der Aufrichtung im ventralen Durchhang war die Lendenlordose wieder hergestellt und die Höhenverminderung auf 10 mm

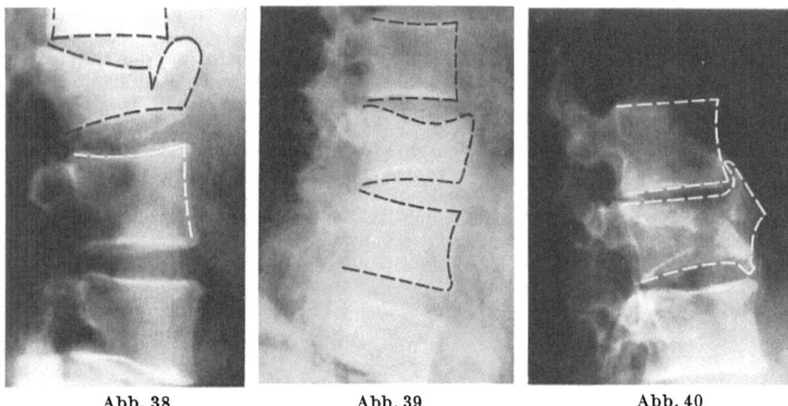

Abb. 38   Abb. 39   Abb. 40

Abb. 38. Kompressionsfraktur des 2. LWK mit Bandscheibeneinbruch in die Deckplatte

Abb. 39. Kompressionsfraktur des 2. LWK mit Bandscheibeneinbruch in die Deckplatte
nach Aufrichtung

Abb. 40. Mit Spangenbildung ausgeheilte Kompressionsfraktur des 2. LWK.
Keine Pseudarthrose

reduziert. *131 Tage Ruhigstellung* im Gipskorsett war bis zur knöchernenen Konsolidierung erforderlich. — Trotz der erheblichen röntgenologischen Veränderungen mit Spangenbildung zwischen L 1 und L 2 und Steilhaltung der LWS war das funktionelle Ergebnis sehr gut. Erwerbsminderung von 30% für 6 Monate, danach 20% bis jetzt (vgl. dazu Beispiel 4!).

Beispiel VI

Gründliche klinische Untersuchung, in Verdachtsfällen Röntgenaufnahmen der gesamten Wirbelsäule.

K. Kh., Krankenblatt Nr. 5169/63. Veraltete Kompressionsfraktur des 3. LWK mit Deckplatteneinbruch und Absprengung der Vorderkante bei einem 22jährigen Studenten. 15 Tage war er damit herumgelaufen, weil seine Beschwerden bagatellisiert wurden. Bei der stationären Aufnahme fand sich eine Höhenverminderung von 20 mm an der Ventralkante und 25 mm im mittleren Wirbelkörperbereich.

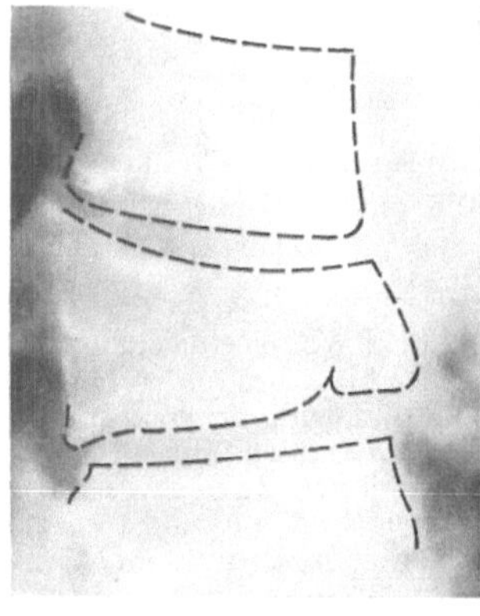

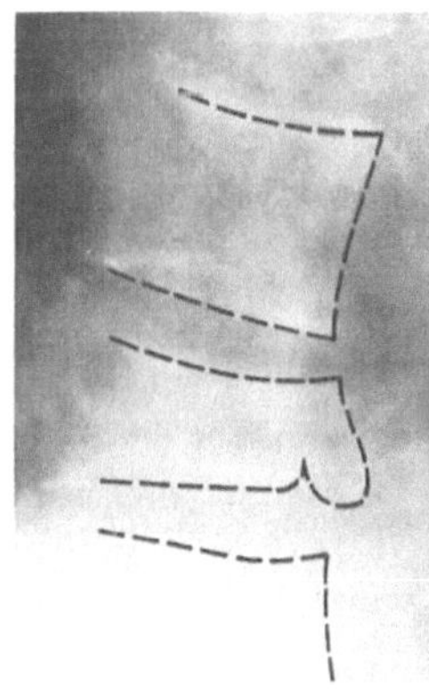

Abb. 41. Veraltete Kompressionsfraktur des 3. LWK mit Achsenknickung um 20°

Abb. 42. Kompressionsfraktur des 3. LWK. Gibbus nach Aufrichtung ausgeglichen, jedoch kein Höhengewinn

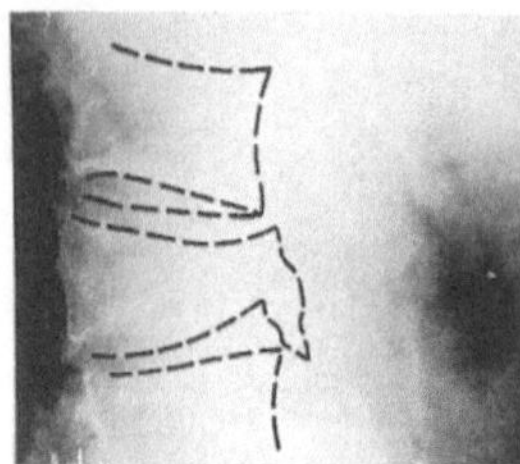

Abb. 43.

Mit Spangenbildung und Gibbus ausgeheilte Kompressionsfraktur des 3. LWK

Der Gibbus war auf Distanz sichtbar, die Achsenknickung betrug 20°. — Durch die Aufrichtung im ventralen Durchhang ließ sich zwar der Gibbus beseitigen, die Höhenverminderung aber kaum beeinflussen. Nach der Gipsabnahme (17. 10. 63 — insgesamt 111 Tage) trat erneut eine leichte Gibbusbildung ein. Auch in diesem Fall war die Fraktur nicht genügend lang ruhiggestellt worden. — 18 Monate nach dem Unfall (24. 12. 64) bestand ein leichter Gibbus bei L 3, eine Steilhaltung der übrigen LWS und eine Bandscheibendegeneration bei L 2/3 und L 3/4. Die Höhenverminderung betrug 15 mm. — Im Verhältnis zur Ausgangslage war das funktionelle Ergebnis jedoch recht gut.

Beispiel VII

Vorsicht bei der Aufrichtung von osteoporotischen Kompressionsfrakturen

W. E., Krankenblatt Nr. 921 und 5303/63. Osteoporotische Kompressionsfraktur des 5. LWK nach Bagatell-Trauma im Januar 1963 bei einer 70-jährigen Frau (Nebenbefund: Spondylolysthesis). Nach 2 Monaten funktioneller Therapie (Magnus) war die Fraktur mit einem geringen Höhengewinn ausreichend gefestigt. Wegen der hochgradigen Osteoporose wurde auf eine Aufrichtung nach Böhler absichtlich verzichtet. — Bei der 2. osteoporotischen Fraktur des 2. LWK im Juni 1963 (ohne erinnerliches Trauma) wurde dann doch ein Gipskorsett angelegt.

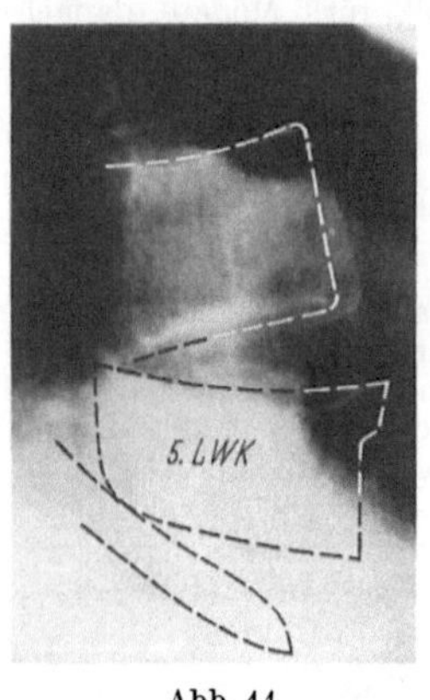

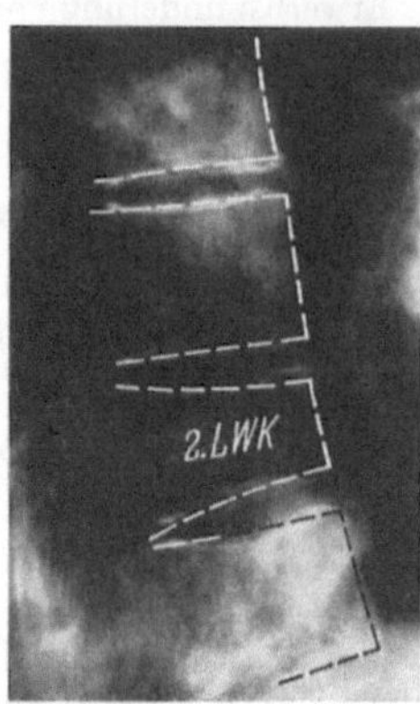

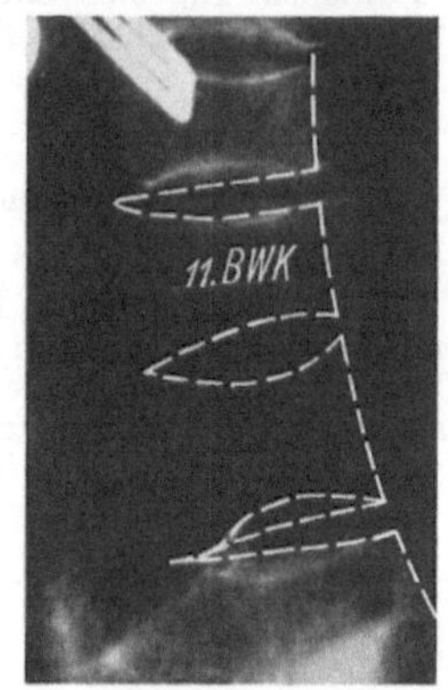

Abb. 44   Abb. 45   Abb. 46

Abb. 44. Osteoporotische Kompressionsfraktur des 5. LWK bei Spondylolysthesis

Abb. 45. Osteoporotische Kompressionsfraktur des 2. LWK ohne erinnerliches Trauma

Abb. 46. Osteoporotische Kompressionsfraktur des 11. BWK im Gipskorsett

4 Wochen später war — neben der Fischwirbelform des 12. BWK — eine eindeutig frische Fraktur des 11. BWK zu sehen, die vorher sicher nicht bestanden hatte; d. h. der Wirbel war trotz Gipskorsett und ohne Gewalteinwirkung zusammengebrochen. (Vgl. Text S. 58). Übrigens wurde während der insgesamt 80 Tage stationärer Behandlung — und in den Zwischenzeiten durch den Hausarzt — eine massive „Osteoporose-Therapie" mit Calcium-, Hormon- und Vitamin-Gaben, Anabolica und Kostumstellung durchgeführt — ohne den geringsten erkennbaren Erfolg!

Zusammenfassung

253 Wirbelsäulen-Kompressionsfrakturen wurden auf folgende Gesichtspunkte hin überprüft:

1. Alter des Verletzten
2. Dauer der Arbeitsunfähigkeit
3. Dauer der stationären Behandlung
4. Dauer der Bettruhe
5. Dauer der Ruhigstellung im Gips
6. Berentung
7. Lokalisation der Fraktur
8. Höhenverminderung des komprimierten Wirbelkörpers
9. Subjektive Beschwerden
10. Bandscheibenschäden
11. Traumatische Deformierungen
12. Bewegungseinschränkungen
13. Unfallunabhängige Wirbelsäulen-Veränderungen
14. Nebenerkrankungen oder -Verletzungen und
15. Unfallart und -Mechanismus.

Jeweils 40 variable Daten von 156 Fällen ließen sich durch einen Computer elektronisch auswerten. Die Ergebnisse werden in Tabellen dargestellt, die die beiden Behandlungsmethoden „Böhler — Magnus" gegenüberstellend vergleichen.

Für die Böhler-Methode sprechen:

1. Während der Behandlung:

   a) Kurze Dauer der Bettlägerigkeit und des stationären Aufenthaltes.
   b) Dadurch bedingte Kostenersparnis.
   c) Frühe und gefahrlose Transportfähigkeit.
   d) Teilweise Arbeitsfähigkeit in vielen Berufen.

2. In den Endergebnissen die günstigeren Resultate in Bezug auf die
   a) Manifestierung von Bandscheibenläsionen,
   b) Manifestierung von Skoliosen und Kyphosen und die
   c) Rentendauer.

Besondere Korrelationsketten wie „Rentendauer — subjektive Beschwerden — Alter des Verletzten" oder „Rentendauer — Lokalisation der Fraktur — Behandlungsmethode" werden im Text hervorgehoben.

Abschließend wird in einem Therapie-Schema die längere Ruhigstellung bei Bandscheibenläsionen gefordert, auf die Kontraindikation der Böhler-Methode im oberen und mittleren Brustwirbelsäulen-Abschnitt hingewiesen und durch klassische Beispiele mit Röntgen-Aufnahmen belegt.

Außerdem wird — aufgrund der Erfahrung mit dem Elektronengehirn — ein Vorschlag zur generellen statistischen Erfassung von Wirbelsäulen- oder vergleichbaren Verletzungen mittels Computer unterbreitet.

Literatur

Baumann, E.: Hefte Unfallheilk. H. 42, 35—45 (1951).

Bäker, A.: Zur Redressionsbehandlung der Wirbelsäulenverletzung. Medizin. 1954, 318—322.

Becker, U.: Zur Behandlung der Adoleszentenkyphose. (Diskussionsvortrag Tagung der Nordwestdeutschen Orthopädenvereinigung in Oldenburg am 8. und 9. 5. 1953).

Becker, Th.: Mschr. Unfallheilk. 54, 56 (1951).

Block, W.: Die normale und gestörte Knochenbruchheilung. Neue Deutsche Chirurgie, Bd. 62. Stuttgart: Ferdinand Enke 1950.

Böhler, J.: Die Technik der Knochenbruchbehandlung I. Wien: W. Maudrich 1953
— Sollen Wirbelbrüche mit Lähmungen reponiert werden? Langenbecks Arch. klin. Chir. 279, 222—228 (1954).

—, L.: Langenbecks Arch. klin. Chir. 200, 281—320.

Brückner, R. u. R. Unger: Nachuntersuchungen nach Wirbelsäulenfrakturen. Zbl. Chir. 87, 1925 (1962).

Bürkle de la Camp, H.: Über die Wirbelbruchbehandlung. Bericht über 8. Internationalen Kongreß für Unfallmedizin und Berufskrankheiten 1938.
— Ergebnis der funktionellen Wirbelbruchbehandlung. Zbl. Chir. 1940, H.
— Funktionelle Wirbelbruchbehandlung oder Böhlersche Aufrichtung? Arch. klin. Chir. 1940, 200.
— Brüche des Lendenwirbelkörpers. Ärztl. Praxis 1955.
— Behandlung der frischen Rückenmarksverletzungen. Zbl. Chir. 30 1957.
— Behandlung und Wiedereingliederung Wirbelverletzter. — Die Berufsgenossenschaftl. Praxis 1959, 7.
— Die Unfallchirurgie der Wirbelsäule. Hefte Unfallheilk. 1961, 66.
— Wirbelverletzungen beim Kraftfahrer. Klin. Med. (Wien) 14, 505—519 (1959).

Driesen, W.: Die Behandlung der mit einer Querschnittslähmung einhergehenden Wirbelfraktur. Dtsch. med. Wschr. 1956, 1413, 1416—1418.

Decoulx, P., et G. Rieunau: Rev. Chir. orthop. 44, 254—322 (1958).

Ehalt, W.: Hefte Unfallheilk. 43, 111—116 (1952).

Eisenberg, A., u. E. Gold: Eine ungewöhnliche Form von Wirbelbruch. Zbl. Chir. 232, 19 (1931).

Faulwetter, F.: Überstreckungsbruch der Wirbelsäule mit Zerreißung von Aorta und V. cava. Mschr. Unfallheilk. 56, 112 (1953).

Felten, H.: Wirbelsäule in Forschung und Praxis. Bd. 5, S. 19—30, 1958.

Fink, H.: Computer im Dienste der Wirkungsanalyse von Arzneimitteln. Pharmazeutisch-wissenschaftl. Literatur-Abtl. der Farbenfabriken Bayer, AG Leverkusen.

Francillyn, E.: Isolierte Bogen- und Gelenkfrakturen im Bereich der Lendenwirbelsäule. Verh. dtsch. orthop. Ges. 93, 321—324 (1960).

Gnilka, G.: Mschr. Unfallheilk. 55, 281 (1952).

Güntz, E.: Die Bedeutung der Rückenstreckmuskulatur für die Entstehung von Wirbelkörperbrüchen durch Muskelzug im Starrkrampf (Tetanus-Cardiazolkrampf) einerseits und von Haltungskyphosen andererseits. Arch. orthop. und Unfall-Chir. 41, 64 (1941).
— Habilitationsschrift. F. Enke 1937.
— Die Erkrankung der Zwischenwirbelgelenke. Arch. orthop. Unfall-Chir. 34, 333 (1934).
— Die Untersuchung des gesunden und kranken Rückens als Grundlage der Behandlung. Therapie-Kongreß 1951.
— Gedanken zur Begutachtung von Wirbelsäulenschäden. Arch. orthop. Unfall-Chir. 47, 558—572 (1955).

Guttmann, L.: Surgical aspects of the treatment of the traumatic paraplegia. J. Bone Jt. Surg. B 31, 322 (1949).

HELLNER, H.: Wirbelbogenbrüche. Arch. orthop. Unfall-Chir. **35,** 40—43 (1943).
— R. NISSEN u. K. VOSSSCHULTE: Lehrbuch der Chirurgie. Stuttgart: Georg Thieme 1957.

HENLE, A.: Die Chirurgie der Wirbelsäule. In Handbuch der Praktischen Chirurgie. Stuttgart: F. Enke 1914.

HOPF, A.: Handbuch der Orthopädie II. Stuttgart: Georg Thieme 1958.

JAEGER, F.: Unfall, Rückenmark, Nervenwurzel. In Handbuch der gesamten Unfallheilkunde II. Stuttgart: F. Enke 1955.

JENSEN, H. P.: Differentialdiagnose traumatischer Querschnittslähmungen. Verh. dtsch. orthop. Ges. **93,** 347—351 (1960).

JUNGHANNS, H.: Mschr. Unfallheilk. **54,** 97.
— Die Begutachtung von Unfallfolgen an der gesunden und an der vorgeschädigten Wirbelsäule. 1959.

KÖNIG, F., u. G. MAGNUS: Handbuch der gesamten Unfallheilkunde. 1934.

KROMPECHER, ST.: Die Knochenbildung. Jena: Gustav Fischer 1937.

KUHLENDAHL, H. u. H. FELTEN: Langenbecks-Arch. Klin. Chir. **283,** 96—128 (1956).

LANG, F.: Bemerkungen zur Statistik der Wirbelsäule. Z. Unfallmed. Berufskr. **42,** 34 (1949).

LANGE, M.: Unfallorthopädie. Stuttgart: F. Enke 1943. H. Unfallheilk. **41** (1951).

LEGER, W.: Die Begutachtung der verletzten Wirbelsäule. Verh. dtsch. orthop. Ges. **93,** 325—332 (1960).

LIECHTI, A.: Die Röntgendiagnostik der Wirbelsäule und ihre Grundlagen. Wien: Springer 1948.

LINDEMANN, K., u. H. KUHLENDAHL: Die Erkrankungen der Wirbelsäule. Stuttgart: F. Enke 1953.

LOB, A.: Fehlerquellen und Irrtumsmöglichkeiten in der Begutachtung Unfallverletzter. Mschr. Unfallheilk. **57,** 196 (1954).
— Wirbelsäulenverletzungen und ihre Ausheilung. 2. Aufl. Stuttgart: Georg Thieme 1954.
— H. Unfallheilk. **42,** 55—60 (1951).

MAGNUS, G.: Behandlung und Begutachtung des Wirbelbruchs. Arch. orthop. Unfall-Chir. **29,** 227 (1931).
— Indikation und Kontraindikation in der Frakturbehandlung. Chirurg. **1933,** 390.

MATZEN, P.: Wirbelluxationen und ihre Behandlung. Verh. dtsch. orthop. Ges. **93,** 383—388 (1960).

NICOLL, E. A.: Fractures and dislocations of the spine. Modern trends of orthopaedics. London: Butterworths 1962.

NORDMANN-HELLNER: Praktikum der Chirurgie. München u. Berlin: Urban und Schwarzenberg 1952.

OSTLE, B.: Statistics in Research. Iowa State University Press.

PASCHER, M.: Beitrag zur Kenntnis der Kompressionsbrüche der Wirbelkörper. Mschr. Unfallheilk. **55,** 50—66 (1956).

PETROKOW, V.: Die Therapie der Wirbelbrüche durch 30 Jahre. Zentr.-Org. ges. Chir. **134,** 48 (1954).

REISCHAUER, F.: H. Unfallheilk. **42,** 7—35 (1951).

ROENIK, D.: Über Diagnosen bei Wirbelsäulenverletzung. Arch. orthop. Unfall Chir. **47,** 589—596 (1955).

SCHEID, R.: Über das Schicksal aufgerichteter Wirbelsäulenfrakturen. Mschr. Unfallheilk. **53,** 140 (1950).
— Behandlung der Impressionsfraktur des Wirbelkörpers. Chirurg **1951,** 110.

SCHMORL, G., u. H. JUNGHANNS: Die gesunde und kranke Wirbelsäule im Röntgenbild. Stuttgart: Georg Thieme Verlag 1951.

Schütz, W.: Die Behandlung der Wirbelkompressionsfrakturen durch allmähliche Aufrichtung. Chirurg. **22**, 3 (1951).

Seyfarth, H.: 120 Wirbelsäulenverletzungen einschließlich der Spätergebnisse. Verh. dtsch. orthop. Ges. **93**, 372—377 (1960).

Stengel, W.: Vereinfachtes Verfahren der Wirbelaufrichtung mit Hilfe des elektrisch betriebenen Operationstisches. Langenbecks Arch. klin. Chirurgie, *1961*, 298. Sitzungsbericht der 78. Tagung der Deutschen Gesellschaft für Chirurgie vom 5. bis 8. 4. 1961.

Stich, R., u. K. H. Bauer: Lehrbuch der Chirurgie 1958.

Titze, A.: Partielle Querschnittslähmung nach frischer Wirbelfraktur. Chirurg **22**, 12559 (1951).
— Komplette Querschnittslähmung. Wien: Klin. Wschr. **3**, 46 (1951).

Tönnis, D.: Zur Entstehung von Rückenmarksschädigung bei Wirbelverletzungen. Verh. dtsch. orthop. Ges. **93**, 351—356 (1960).

Übermuth, H.: Zbl. Chir. **83**, 51—58 (1958).

Wachs, E.: Chirurg. **10**, 687 (1938); Langenbecks Arch. Klin. Chir. **193**, 92 (1938).

Waldeyer, A.: Anatomie des Menschen I. Berlin: W. de Gruyter & Co. 1957.

Weller, S., F. Kern, u. Ch. Kummer: Die knöcherne Verletzung der Brust- und Lendenwirbelsäule. Mschr. Unfallheilk. **68**, 5, 239—243 (1965).

Witt, A. N.: Klinik und Therapie der Wirbelsäulenverletzung. Verh. dtsch. orthop. Ges. **93**, 273—302 (1960).

Zemp, J.: Die Vorderkantenabtrennung des Wirbelkörpers in klinisch-unfallmedizinischer Sicht. Z. Unfallmed. Berufskr. **49**, 176 (1956).

Zillmer, H.: Behandlungsergebnisse aufgerichteter Kompressionsfrakturen im Bereich der Brust- und Lendenwirbelsäule. Mschr. Unfallheilk. **63**, 6, 224—238 (1960).

Mercedes-Druck, Berlin 61

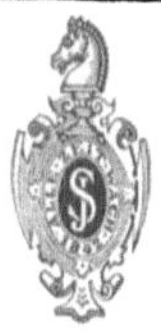